うつの常識を疑ってみよう

この3つから見直してみませんか!
あなたの治療

うつ克服専門カウンセラー
後生川礼子 著

【対談】
井原 裕

推薦の言葉

後生川礼子さんは、熊本の出身です。熊本・佐賀・長崎にかけては、肥国（ひのくに）と呼ばれ、古くは「火国（ひのくに）」であったともいわれています。そこは、まさに火山の国。阿蘇、雲仙に囲まれて育った後生川さんも、仕事にかける情熱は熱い山々に負けないものがあります。

しかし、後生川さんの情熱の背景には、苦い経験があります。当事者として薬物偏重の治療を受けていたことがあるのです。次々に薬を増やしていく治療は、後生川さんには苦痛をもたらしただけでした。

精神科医のほとんどは、うつの当事者ではありません。だから、自分では薬漬けにされたことがありません。

精神医学の教科書には、抗うつ薬を「十分量・十分期間」服用して、それで良くならなければ、別の抗うつ薬を「十分量・十分期間」服用して、さらにリチウムや非定型抗精神病薬の追加投与などを行い、最後に修正型電気痙攣療法…、こんなふうに書いてあります。

では、精神科医も、自分がうつになったときに、同僚に頼んで、この通りの治療を受けてみたらどうでしょうか。「十分量・十分期間」の抗うつ薬治療、抗精神病薬・気分安定薬による増強療法を、自らの身体を実験台として、実際に経験してみてはどうでしょうか。

そうすれば、薬物偏重のうつ治療がどれほど深刻な苦痛をもたらしているのかが自ずとわかるはずです。

うつに対する薬物療法は、それが功を奏すれば幸運です。でも、もし、そうでなければ、長期にわたる倦怠感と気分不快をもたらすだけです。

薬漬けの治療をめぐる疑問は、精神科医からではなく、むしろ当事者の方々から寄せられてきました。

うつの当事者にとって、薬に頼らない方法への期待は、大きいものがあります。その期待に応えるものこそ、精神療法のはずです。

でも、この精神療法の場合も、無意識やトラウマを扱う精神分析的な見方では、限界があるでしょう。認知のゆがみを扱う認知療法も、うつに対しては、どこか的外れな感じがします。

何故かというと、認知のゆがみは、うつの結果であって、原因ではないからです。

では、原因はなにか。そこにこそ生活習慣の問題があります。糖尿病の原因が高糖質食にあり、高血圧の原因が塩分過剰摂取にあるように、うつにおいても生活習慣の問題があります。睡眠・運動・食事といった基本がおろそかにされれば、ストレスに対する抵抗力が低下して、結果として、うつがもたらされてしまうのです。

したがって、「生活習慣の修正によって、うつを軽減させること」こそ、無理も無駄もない方法だといえます。後生川さんが、この方法に関心をもってくださったのは、まことに当を得ているといえます。

私自身は、長年にわたってこの方法を採っています。生活習慣指導に重点を置いたうつ臨床は、きわめて強力です。私はもう、抗うつ薬頼みの治療に戻るつもりはありません。

私のところに飛行機で来院する患者さんは、よく「うちの地元にもこういうところがあれば」とおっしゃいます。私も、各地に少数でいいからこのような実践を行っている臨床家がいてほしいと思います。

希望は、医療よりも、むしろ、医療外のメンタルヘルス支援サービスのほうにあるのかもしれません。

私は、これまでにうつの人のために、薬に頼らない支援サービスをはじめた複数の起業家の方に会ってきました。その多くは元当事者。いずれも薬物偏重に疑問を抱いたことが、起業のきっかけでした。相談・講師派遣事業、オンライン・カウンセリング・サービス、インターネットによる医療情報サイト、医療機関紹介サイトなど、業種はさまざまです。

そのなかには、看護師、保健師、精神保健福祉士、産業カウンセラーなどのバックグラウンドを持つ女性たちが、みずからカウンセリング・サービスを始めたケースも含まれています。

後生川さんもその一人です。後生川礼子さんとお会いして、お話を伺うと、日々の活動を通して、充実した経験を得ていることを感じさせます。後生川さんにとっては、セラピストとしての経験が、まだ反復による摩耗を受けていません。だから、一つ一つの成功と失敗から、豊かな実践知を得ることができ、急峻な成長曲線を描いているのだと思います。

今日、精神科医たちの多くは、徒労感に打ちひしがれ、重い挫折感とニヒルな諦念のなかに沈んでいます。薬物療法偏重という不適切な方法は、治療者であるはずの医師のこころの健康をもそこねているのです。

好対照なのが、カウンセリング事業を始めた皆さんです。この人たちには、経験に裏付けられた信念と、若さゆえの楽観的な意志があります。

後生川さんも、実践家として、結構苦労もしているのに、ユーモアを忘れることがありません。フランスの哲学者アランの「悲観主義は気分だが、楽観主義は意志である」とは、まさに後生川さんのような行動派にあてはまるといえます。

本書は、クライアントの方とともに、医療外のメンタルヘルス支援サービスを始めた方々にも、読んでいただきたいと思います。薬漬けのうつ治療に未来はありません。

その一方で、薬に頼らない支援サービスには、まだ、伝統がなく、実践知の蓄積が足りません。全国に散逸しているフリーランスの起業家たちは、緩い連携と相互の研鑽を図って、すこしでも価値の高いものを作っていただきたいと思います。

後生川さんのますますの活躍を祈念し、各地で同様の活動を始めた方々への激励を込めて、本書を推薦させていただきます。

平成30年5月

井原 裕

はじめに

看護師としてうつ病の患者さんに日々接し、そこで行ってきた医療行為の数々。
それに対して、本当に自分自身がうつ病を体験したことで見えてきた事実があります。
うつになった私が何を思い、どう行動し、約1年の地獄の日々から立ち直ることができたのか。

私が体験した事実は、うつと闘っている人たちにとって特別なことじゃないけれど、もしかしたらうつに悩む人と、その人を支える人たちへ、何かのヒントになるのではないか、との思いで本書を記しました。

実際に世の中には、専門家による「うつの解説書」は本当に多く見かけます。きっと、うつ病と診断されたほとんどの人、周囲の人たちは、インターネットや本でうつの解説書を読み、何かいい方法がないか模索し続けます。私もその一人でした。

看護師であった私が、より良い「情報」を探し回ったその状況下で正直に感じたこと、それは、「…で、結局、どうしたら治るの？〝頭のいい人〟が書いた、「本にある言葉」ではなく、実際に地獄から這い上がった「体験者の言葉」を、私は聞きたいんだ」という切実な思いでした。

（拙著『あなたのうつ絶対克服できます！』より）

……………………………………………………………………………………………

東京訪問カウンセリングを終えた寒い冬の午後。ハイヒールで歩き疲れた足がやけに浮腫む、持病の腰痛も今日はちょっと怪しいぞ。ちゃんとセルフケアをして休むとしよう…。

……………………………………………………………………………………………

ふー…

主婦でもない、ママでもない、仕事人間でもない。
自分だけのための大切な時間だから。

あの激動すぎた時間が　ふと思いだされては、また静かに消えていきます。4年前の苦しかった想い出は、仲間や家族とのささやかな日常、経過する時間のおかげで私の記憶から薄れつつあるのを感じるこの頃でした。

温かなカップを両手で持ちながら甘いホットココアをゆっくりと飲む。じわ〜っと冷えた身体に染みわたる。大きなガラス窓から見えるのはクリスマスを迎えるキラキラした世界です。

幸せそうに寄り添い歩く恋人たち、素敵すぎる都会のオシャレな人たち、おしゃべりに花が咲く若い女性たちの楽しそうな表情、目に入るのは幸せオーラ全開の人たちばかり。

そんな賑やかな世界よりも、私には気になってしまう場所がありました。

その場所に出入りする人々。向かいのビルの入り口、そこはメンタルクリニックが入る駅前ビルでした。

どうも、そこが気になるのです。

「あの人もこの人も、これから診察なのだろうか」

「やけに姿勢が悪いし、足取りも重そう」

この中には、本当に精神科のお薬が必要な方って一体、何割くらいいるのだろうか…。

「あなたは、ちゃんと主治医と向き合えていますか」

「お薬の前に、あなたの生活習慣はどうなっていますか」

「何時に寝て何時に起きていますか」

…まぁ、そんなことに口を挟んでも誰も聞いてくれないだろうし、その言葉など当然掛けられるはずもなく、ただただ出入りする人の流れを見ていました。

喫茶店でホッと一息しつつも、職業柄「人間観察」をしてしまう自分がいるのです。

未知で神秘的で、無限の可能性を秘めた「人間」を観察するのが好きだから。


ホットココアを飲みながら私は思いました。

現代社会を生きる人たちが直面する様々な「悩み」というものを、一手に引き受けることになってしまったのが「精神科医師」ではなかろうか。


嫁姑問題、不倫の末の離婚問題、職場の人間関。家族がどうだ、PTAが、上司がどうだ、誰がどうだ…。このことを悩み続けてとうとう眠れなくなってしまったとか。

昔は人生の大先輩である祖父母や、お寺の住職さん、村の長老やご近所さんが居ました。気軽に人生相談できる環境だったようです。


今は「お気軽にお医者様へ」といわれる時代。さらには、病院へ受診に行きさえすれば身体も心もハツラツ健康になり、人生の悩み全てが綺麗サッパリとなくなると思い込んでいる方があまりに多いような気がする…。

「何かあれば、精神科のお医者様へ」、看護師だった私はお決まり文句のように口にしていました。当時の自分が本当に、気軽に精神科病院の門をたたいた時、そこに一体何が見えたのか、何が待ち受けていたのか…

経験のある方はきっと、何かしら思うところがあるかもしれません。

あくまでも個人的意見ですが、「早めにお医者様へ」と無意識に発していたその言葉が適切な対応だったのか、今でも違和感と疑問が残るのです。

医療現場は常に患者さんであふれています。外来待合室に座ってみれば、その光景に驚かされたのは私だけではないでしょう。

「主治医の先生は自分の話をちっとも聞いてくれない」「自分の診察はまだか」とイライラしたり、嘆いてみても、医師が1日で診察可能な患者数には限界があり、患者さん一人に関われる時間だって限られているのです。

医師だって看護師だって受付のお姉さんにだって、帰宅すれば「生活」があるのですから。

だから、患者側としての「心構え」は非常に重要になってくるわけです。

そのような中、街中ではカウンセラーの資格取得の広告看板、新聞折込みでも通信教育や心理セミナー案内など多く見かけるようになりました。カウンセラー個人の価値観や使命感、信念、未来像は人それぞれで、多くのカウンセリングスタイルが存在しています。

でも、そこにある想いは「元気になって欲しい、笑顔になってほしい」というシンプルな気持ちではないでしょうか。

○○流とかナントカ技法とか○○先生直伝…とか?

いずれにせよ「カウンセラー」という職業は益々増加していくと感じています。

しかし今、ここで都会の風景を見つめる私は、「看護師」。

ナイチンゲール精神と看護理論をカウンセリング基本とし「カウンセラー看護師」と名乗り活動を始め、早や2年が経過しました。正直、あの4年前の自分には信じられない現実を今、過ごしています。

「人間とは」「生きるとは」「真の健康とは」…その多くをクライアント様の生き様に学ばせていただき、この仕事を通して私自身も成長する機会をたくさんいただいております。

「死ななくて良かった、生きていて本当に良かった」とすら感じるのです。

本当に有り難うございます。


今、4年前の私のような状況の方がいるなら、ぜひお伝えしておきたい大切なことがあります。特に、本書の「対談」でお読みいただく内容は、きっと前例のない内容だと思います。

これは、わが国のうつ診療の第一人者である獨協医科大学埼玉医療センター・こころの診療科の井原裕教授のご協力で実現した「対談」です。


聞きたくても聞けなかった、言いたくても言えなかったこと。

本当は知りたくなかった現実、そして本当は知りたかったことの数々。

これらのことが、この「対談」の中でたくさん語られています。

ゆっくりと、こころを落ち着かせてお読みくださいね。

それでは、どうか最後まで、お付き合いください。

平成30年5月

うつ克服専門カウンセラー　カウンセラー看護師　**後生川 礼子**

うつの常識を疑ってみよう◆目次

対談（前編）

後生川礼子＆井原 裕

対談（後編）　後生川礼子＆井原　裕

※注意
本書の記載は、特定のひとの、特定の場合について述べたものであり、すべての人にあてはまるわけではありません。

したがって本書の著者および出版社は、本書の情報を誤用したことがきっかけで何らかの健康被害が生じたとしても、その責任を負うものではありません。

薬剤を用いた治療を変更・中止しようとするときには、必ず医師の指導を受けて下さい。（著者）

前 編

《対　談》

はじめに

―カウンセラーとして、元患者として―

後生川礼子＆井原 裕

この対談では、著者が「うつ当事者」であった当時の体験と、現在行っている「うつカウンセリング」が前提になっています。

「対談」をしてくださるのは、精神科医の井原裕教授です。

患者さんの「疑問」や「要望」に少しでもお応えできれば幸いです。取り上げるテーマは、患者さんだけでなく、家族やサポートする方にとって、「知りたい」「知っておきたい」うつ病に関する知識です。

《井原 裕（いはら ひろし）略歴》

1962年神奈川県生まれ。獨協医科大学埼玉医療センターこころの診療科教授。精神科医。東北大学医学部卒。自治医科大学大学院にて医学博士を、ケンブリッジ大学大学院にて PhDを修得。順天堂大学准教授を経て、2008年から現職。日本の大学病院で唯一の「薬に頼らない精神科」を主宰。

専門は、うつ病、発達障害、プラダー・ウィリー症候群等。精神科臨床一般のみならず、産業医としてストレスチェックに対応し、精神保健判定医として医療観察法審判等の業務も行っている。

主な著書として、

『精神科医島崎俊樹―人間の学の誕生―』（東信堂）、『思春期の精神科面接ライブ―こころの診察室から―』（星和書店）、『生活習慣病としてのうつ病』（弘文堂）、『うつの8割に薬は無意味』（朝日新聞出版）、『うつの常識、じつは非常識』（ディスカヴァー・トゥエンティワン）、『精神科医と考える薬に頼らないこころの健康法』（産学社）、『「子どもの発達障害」に薬はいらない』（青春出版社）など多数。

後生川　井原先生、貴重なお時間ほんとうに有り難うございます。今日はとても楽しみにしておりました。どうぞよろしくお願いいたします。

井原　こちらこそ、どうぞよろしくお願いします。

後生川　じつは2作目の『次にうつ克服するのはあなたの番です！』の原稿をすすめているときに偶然、井原先生の本に出会いました。

あの頃は、うつ専門カウンセラーとして勉強のため、たくさんの著書や文献を読んでいました。ところが、どれもうつ病の本質に迫らない内容ばかりで、「ちがうでしょ！」といった複雑な感情を抱いていました。

元当事者として本音を言うと、「結局、医者って薬をあれこれ出すだけなんでしょう？生かさず殺さず状態にする。結局、お薬の話しかできないんじゃないの？」

医療不信の〝塊人間〟だった私は、井原先生の著書もはっきり言って疑いの気持ちいっぱいで始めは読ませていただきました。今更ですが、申し訳ありません…。

結局、その本との出会いをきっかけに「薬に頼らない」精神医療を有言実行されている井原先生の存在を知ることになったわけです。元当事者として本当に救われた想いだったんですよ。

「そうよ、必要なのは話し合い。欲しいのは具体的で適切なアドバイス！」という想い。

井原　そもそも「薬に頼らない治療」を実践している精神科医が少ないことのほうが不思議ですよね。「薬に頼った治療」なら、別に精神科医でなくても、医者なら誰にでもできるでしょう。一般には精神科医の仕事は「こころのケア」ってことになっていて、私はこの言葉、ウェットすぎて好きではありませんが、少なくとも普通の人々が精神科医に期待するのは、うつや不安について話を聴いてくれて、適切なアドバイスをくれる先生のことでしょう。

後生川　でも現実として、そのような先生はおられるのでしょうか。まだまだ少数派の精神科医のような気がしますが。

井原　精神療法こそ精神科医の仕事。外科医にとっての手術が、精神科医にとっての精神療法に相当します。精神療法ができない精神科医なんて、手術のできない外科医のようなもの。情けないことこのうえない。
精神科医のくせに「薬に頼った治療」をやっているやつは、まあ、はっきり言って、ダメなやつなんですよ。

後生川　そこまで先生にハッキリと言っていただくと自信というか勇気をいただけます（笑）。未だ薬物治療を中心とされている精神科医からは、「治療方針に関してナースごときは黙っていろ！　患者を混乱させるな」などと反発されそうですが、今回の対談内容を是非多くの方々にもお読みいただきたいと思います。

何か少しでもヒントにしていただけたら、それでいいなぁって思います。

井原　普通の人は、精神科医にかかったら、まさか自分が薬漬けにされるなんて思ってもいないはずです。幼い子どもを抱えたママだってそうだし、女房・子供を抱えたパパだってそう。思春期でぐれた息子を持つ父とか、援助交際で帰ってこない娘の母とか、女房に逃げられた中年男とか、姑にいじめられっぱなしの嫁とか、みんな途方に暮れています。

後生川　あ、そんな人たち、私の周囲にもいますね。

井原　そういうときに、見失った自分の姿をもう一度見つめ直したくて、精神科医のもとを訪れる。ところが、ここで待ち構えている精神科医っていうのが、とんでもない存在で、

「ハイ……、ハイ……、ハイ……」って感じで5秒ごとに相槌をうつ。

後生川　そうですね。思い当たる方がたくさんいらっしゃるのではと思います。相槌だけなら、医師じゃなくてもできます。

井原　患者さんが一通り話をして、ちょっと一息ついたら、さっきまでただ頷いていた先生が、突然豹変（笑）して、「うつ病は脳の病気です。セロトニンが…」ってな話をし始める。患者さんにしてみりゃ、目が点です。

後生川　はい、当事者だった私も目が点になりました。というか、実際は、患者は思考力が低下している中に突然、「あなたうつです」と断言されてしまう。なぜそんな話になってしまうのかも、わけが分からないまま、医師の一方的な話を聞くことになってしまいます。いったい何故、そうなってしまうんでしょうか？

井原　実は、先生とやらは、患者さんの話を聞いていたわけではなくって、患者さんが話し疲れて力尽きるのを待っていただけなんですね。

で、患者さんがドギモを抜かれて、混乱しているところに、「お薬を出します。決められたとおりに飲んでください。けっして自分の判断でやめないでください」っていうんですね。もう、訳わかりません。それでしかたなく飲んでみる。でも効かない。で、次の診察で「先生、効きません」って言ったら最後、もう必ず薬は増えます。

後生川 えー、怖い。でも確かにそうなりますよね。

井原 医師は、「量が足りないようですね。増やしましょう」っていうんですね。その次に、「薬増えたけどやっぱり効きません」って患者がいったら、今度は別の薬が追加になります。こうして、通院回数を重ねるごとにねずみ算的に薬は増えていきます。これは怖いですよ。

後生川 そりゃ怖いです、本当に怖いです。私もまさしくそのパターンでした！ 現在、たくさんの薬を服用されている患者さんはまさにこのパターンにハマってしまっていると思います。こうなると、薬が効いているんだか、お薬の副作用なんだかもう訳がわかりません。

井原 それで、患者さんが予防線をはって、逆に、「あの薬、効きました」って言ったらどうなるでしょう。それでも、やっぱり薬は増えますすよ。「有効なようですね。では、もっと効くように増やしましょう」ってね。要するに、薬が効こうが、効かなかろうが、結果は同じなんです。

精神科を受診するたびに薬は増えていきます。でも、これって患者さんが求めるものとは違うんじゃないかな。

後生川　そうなんです、違います。医師は診察室のドアをガラッと開けた人間みんなが皆、お薬を求めて来ていると勘違いしている様ですよね。でも患者の殆どは薬の自動販売機なんか求めていない。治りたいから治療費払って来ているわけです。

「…んじゃあ、２週間後ですね」とか簡単に言われてしまいますけど、その受診日だって鉛のように重い身体引きずってくるわけです。もう命がけですよ。

その状況、ほんと解っていただきたいです。

井原　私は、別に患者さんを薬漬けにしたくて精神科医になったわけではありません。だから、世の中で薬漬け治療が横行しているとしても、自分は自分のやりかたでやりましょうってことにしました。

それで、2008年に今の病院に職を得たときに、自分が精神科の診療部長でしたから、自分の考えで「薬に頼らない」方針を打ち出すことにしたんですね。

後生川　いや、凄い決断をされたと思います。でもちょっと心配ですね。それでその後はどうなったんですか?

井原　結果として、うちの科は、本邦の大学病院で唯一の「薬に頼らない精神科」ということになりました。患者さんは、精神科医に薬物療法だけを求めているわけではないはずだと思っていたからです。

予想通り、薬物療法で治らない患者さんが当科に殺到するようになりました。大げさではなく、北は北海道から、南は九州・沖縄まで、日本中から患者さんは来ます。というより、飛行機に乗って地球の裏側から来る患者さんだっています。

後生川　やっぱりそうなりますね。患者側にしてみたら、「治るなら何でもやります」という切実な状況なんです。

それくらい皆さん切羽詰まっていますから。

井原　私としては、「生活第一、治療第二」と思っていますから、通院と生活が両立できないほどの遠いところからの患者さんは、歓迎なんかしちゃいません。

でも、拒否するわけにもいかない。

後生川　患者さんは「医師」や「受けたい医療」を選ぶ権利があると思います。患者さんは先生と仲良くするために通院するのではなく、目的は「治るため」です。

結局は治ればいいわけです。だから井原先生が取り組まれている精神医療に、「本当の治療」を感じて地球の裏側からでもやって来られるでしょうね。

うーん、わかる気がします。

井原　西日本の某県から起こしの患者さんには、何度も「地元にいい医療機関をお探しいただけないか」と申し上げました。でも、「うちの県に『薬に頼らない』なんて方針の精神科の先生は一人もいません」とおっしゃるのですね。

一人もいないはずなんかないと思うんだけれど、そう何度もおっしゃる。それで、断り切れずに治療をお引き受けすることになってしまいました。

後生川　私自身も当時は口コミ、ネットなどで家族総出で探しました。とはいえ結局は、お薬以前の課題を無視してしまっていることが一番の大問題だと私は思っています。本来お薬を飲むまでの状況ではなかったのに無意味に薬を飲む、飲むから副作用に副作用を重ねているだけのことではないかな、とすら思えます。

この辺の事情は前作の『あなたは本当にうつ？』に書きましたが…。

日本の精神科医療は、やっぱりお薬が主流なのでしょうか、患者としては、何だか残念な話ですが。


井原　まあ、私としては、本邦精神医学は薬物療法偏重だと思います。「薬漬け」といういい方を、精神科のエライ先生たちは嫌うけれど、そういう批判があることは仕方ないと思います。

確かに「薬漬け」だと思います。

だから、そういう現状に抗して、一石を投じたいという気持ちもありました。ただ、自分としては大学精神医学のエライ先生に反抗しようと思って、意地をはって薬を使わない方針を採っているわけではありません。

自分として、もっとも楽な方法を採っているうちに、自然と生活習慣を重視した臨床に移っていったのですね。

後生川　井原先生は、日本国内の大学病院では前例のない、「薬に頼らない」医療方針を打ち出されたわけですが、そのきっかけは他にもあったんですか？　けっこう勇気が必要だったのではないですか？

井原　全然勇気はいりませんでした。なにしろ、私がこの病院に赴任して、最初の5年間は、精神科医は私一人しかいませんでした。それで、うちの病院では私が何を言っても、それが精神医学になるのですね（笑）。「薬は効かないから使わない」って言っても、異論をはさむ人なんていないわけです。それと、うちの病院が三次救急病院だということは、私の治療方針を決定したといえます。そもそもうちの科は、救命救急センターに運び込まれた自殺・自傷患者を診るために、救命センターの軒下に間借りする形ではじまったのです。

後生川　え！　救命センターの間借りですか？　初めからドーンと精神科の看板を出されていたのかと思っていたのですが…。

井原　正直、救命センターには、来る日も来る日も自殺未遂者が運ばれます。大量服薬などの方法で自殺を図るのですね。で、全身管理が終わって、精神医学的な評価をして、退院後の精神科フォローにつなげるのが私の仕事です。だから、救命センターの業務をうまくまわすために雇われた私が、逆に、センターの足を引っ張るわけにはいきません。うちの科の外来の患者さんが大量服薬で自殺を図ってセンターに担ぎ込まれるようなことがあってはなりません。センターの救急医たちはよく言っています。

後生川　何と言われているんですか？

井原　「精神科の先生さんよ、おまえら治せねえんだろう。どうせ治せねえんだったら、治さなくていいから、少なくとも殺すなよ。おまえらがどんどん薬を出して、それを患者が飲んで自殺を図っているんだぜ。おまえらが殺してるじゃないか」ってね。もっともだと思いますよ。で、私は「薬で治せなくていいから、少なくとも薬で殺さない」方針を採ることにしたのです。

後生川　大量服薬、自殺未遂…。
救命救急で勤務する友人たちも同じことを言っていました。内科外科でも同じですよ。長期間、精神科のお薬調整をしている方々は、お薬手帳を数冊レベルでドッサリお持ちになる。何がどこに張ってあるのすら解らない方々もいますよ。お薬も白いビニール袋にごちゃ混ぜでドッサリと。

井原　だいたい病院業界で医師たちは、精神科医に対してとても厳しい目を向けています。

後生川　そうですね。精神科以外の先生方は、処方の際に飲み合わせも考慮する必要があるし。本当にご苦労されているだろうなぁと思います。

井原　救急医は、「俺たちがいくら救命しても精神科の奴らが、また薬を出すから同じことの繰り返しだ」、そう言っている。他の科の医師だって、薬の飲みあわせに問題はないか確認するためにお薬手帳を見ます。
そのとき、精神科にかかっている患者の薬の量や種類をみて、愕然とするのですね。

後生川　看護師も、患者さんの入院時には持参薬確認します。

「この年齢に、こんなに薬飲ませて本当に大丈夫？」「この症状ってうつ病の悪化ではなくて本当は薬の副作用なんじゃないの？」

私も看護師時代からそれは薄々感じていたことです。でも現場で医師に意見するなんてとてもできませんから。

「これ、何かがおかしい…」と密かに考えている「ナイチンゲール」たちも、きっとたくさんいると思います。もし自分の大切な家族だったら…と考えると、怖くてそんな病院には入院させたくないと思うでしょうし。

井原　多数派の医師たちは精神科医たちが行っている薬剤療法偏重に厳しい目を向けているのです。精神科医なんて、医者の世界の少数派に過ぎません。よく、私のように薬漬け批判をしている精神科医に対しては、「そんなことを言って、医学界のなかで孤立しませんか」と心配されます。とんでもない。医学界は精神科医だけでできあがっているわけではない。圧倒的多数派は、他の診療科の医師たちであり、彼らは薬漬け精神科医療に批判的なのです。

後生川　いや、患者さんだって、ご家族だって、誰も薬漬け医療なんてこれっぽっちも望んでもいませんから。薬漬け医療をされている先生方にお聞きしたいものです。自分自身やご家族、大切な方にも同じように「たくさんのお薬を飲ませるのですか?」って。それに医学界で孤独な戦いをしているのは本当はどちらなのか、分かる患者さんはちゃんとわかっていますし、臨床に強い看護師なら気がついてますから。

井原　私が精神科医の薬漬け批判をしたって、多数派の医師たちは拍手喝采することはあっても、私をつまはじきにすることなんかありません。医学界を敵に回して孤独な戦いをしているのは私ではなく、依然として薬物偏重療法をやめない精神科医たちのほうなのですね。

診断について

―「診断」されたのに「治療」はされていない―

後生川　私も主治医によってコロコロ診断名が変わりました。もちろん処方もアッサリと変わるわけです。これは恐ろしい話ですよ。

患者さんは自分に処方された薬をネットで調べます。夜も寝ずに布団に入って携帯電話のブルーライトいっぱい浴びて、やれ効能、やれ副作用、やれ飲み続けたらどうなるなど……。まぁ…、そうして私もそうでしたが「ネット依存」という〝ドツボ〟にますますハマっていくわけです。

簡単に自己診断ができてしまうのも問題だと思いませんか？

一般的なうつ診断項目では何かしら誰にでも当てはまると思うし、そんなこと言っていたらあの人もこの人も皆さん「うつ病」に当てはまる気がします。

井原　現状では、「うつ病」と診断されたが治らないという人がいます。「うつ病ではないうつ状態」と診断されたが、やはり、治らない人がいます。

「前者の主治医は『うつ病』と診断しましたが、誤診でした。正しくは『双極性障害』でした」って誤診宣告が出ます。ただ診断変更宣告を受けたけれど、それでも治らない人がいます。

光トポグラフィで診断がわかるとか、採血だけで診断がわかるとか、そういった情報が最新医学として喧伝されています。それはそれで素晴らしい。でもその場合、治療の段になって、個人の事情に応じた治療を提供できるかが問われるでしょうね。

後生川　そうです。問題は治療できるのかということです。担当医師の口から「うつ病」の言葉を聴いた瞬間、まるでオデコにペタッと「うつ病」のレッテルが張られたかのようになって一気に症状が噴出した、そう私に話すクライアントさんもいました。

薬剤師からお薬の説明を受けていても、カウンターの前で自失呆然です。頭の中は、「どうしよう、とんでもない病気にかかってしまった、不治の病だ、祟りだ、だってあの人もこの人も治っていないじゃないか、家族に上司に何と言おう」って、もう頭の中グルグル状態ですよ。

井原　結局、診断すれば治せるというものではなく、「診断はされたのに治療はなされていない」人たちがゴマンといることこそ問題なのです。

後生川　ペタッとうつ病のレッテルが貼られると、あっという間に「精神科通院歴有り」の人間、「服用歴有り」の人間の完成です。一時的な症状や心理テストの数字などで、簡単に「診断」

され、「規格化」されてしまうのは本当に怖いことです。医師が診断してくれたものの、ハッキリ言って、「ねぇ先生、そこから一体どうしてくれるの？」って思ってしまうのですが…。

井原　精神科医の多くは、診断には興味があっても、治療には興味がない。興味がないわけではないとしても、得意ではないのでしょうね。

後生川　えっ！　得意じゃないという話では通用しないのでは？　だってプロですよね？

井原　患者さんからすれば、診断ができても治療はできるのか、それが問題なのでしょう。今日、うつ病臨床は混乱しているといわれるけれど、混乱の所在は診断にあるわけではなく、あくまで治療においてこそあるわけですよね。先ほど診断がコロコロ変わるとおっしゃったけれど、問題は診断が何から何に変わろうが薬漬けであることには変わりはない。「うつ病」から「双極性障害」に変われば、薬が抗うつ薬から気分安定薬に変更になるけれど、薬以外に何も与えられないという状況に変わりはありません。

後生川　そうです。「お薬が全て」の診断になってしまう…。

井原　「うつ病」以上に「双極性障害」の方がアグレッシブな薬物療法を正当化するうえで都合がいい。「うつ病」と診断されたところで薬漬けが始まり、それが「双極性障害」に変更になってしまえば、あとはまさに一気に転がり落ちるように悪化していくでしょう。

後生川　私の場合ですが、主治医へ症状を言えば言うほど薬が処方され、話が長くなると挙げ句の果て、「…んで、結局あなたは入院したいんですか？」さらに、「飲みたくないなら電気けいれん療法している病院ご紹介しましょうか？」って。私は思いました「いやいやいや、そこじゃない、そうじゃないんです」これ以上、俺の治療に文句があるなら無理に来なくてもいい、と言わんばかりの表情。あのとき、主治医を私は怒らせちゃいましたね。

井原　症状を言えば薬が増える。さらに症状を言えば入院を勧められる。でも、残念ながらこれが今の精神医学の現状です。症状の数と持続期間で診断が決まる。

そして、薬物療法で改善しない状態が一定期間を過ぎれば、入院なり、電気けいれん療法なりに移る。こういう機械的なことを「治療アルゴリズム」と称して実行しているのが現状なのです。生活習慣なんか診ていないし、そもそも治療が不適切だから悪化しているという発想がまったくない。

治らないのは自分の治療が間違っているせいだとは決して考えません。患者さんのせいにするんですね。

「あなたは治療抵抗性うつ病だ」とか、「難治性うつ病だ」とか言って。治療に際して、本人の希望とかはまったく考慮されません。

後生川　そうですね、考慮されませんでした。もう何が何だか本当に悲しかったです。大好きだったはずの医療看護の世界に絶望した瞬間でした。

井原　「治療アルゴリズム」には「本人と話し合いましょう」なんていう当たり前だけれど、一番大切なことは書いてありません。フローチャートだけが書いてあるのですね。

そもそも精神医学の「治療アルゴリズム」が役に立たないのは、治療の優先順位について書かれていないからです。どの抗うつ薬を選ぶかなどは実はどうでもいいことであり、その前にしなければならないことがたくさんあります。

後生川　医師には「薬飲んで休め」としか言われませんでした。薬さえ飲んで休んでいれば本当に治ると思い込んでいた自分の考えも浅はかだったのです。とはいえ具体的なアドバイスは期待できない。当初は薬を飲んで家にいるしかできなかったんです。

井原　たとえば、初診で開口一番、「パワハラでうつになった！」と主張する患者さんがいるとして、症状を数え上げれば、5項目以上あって、2週間以上たっている。となると、精神科医としては「うつ病だ。さあ薬物療法を！」となる。でも、生活をよく尋ねてみると往復3時間を超える長時間通勤がある、睡眠時間が平均5時間程度しかない、しかも、「寝付くため」という口実で毎日飲酒している。そういった生活習慣の問題がある場合が実に多い。そうなると、生活習慣を是正することが第一に必要ですね。

後生川　まさに生活習慣ですね。でも私は不規則な仕事と規則的な子供たちとの生活リズム、疲れた身体は栄養ドリンクで誤魔化す日々でした。よく食べ肥満体型。日々の疲れはアルコールで流す。看護師としてあんなに身体のことを勉強したはずなのに、生活習慣そのものが問題だったなんて情けないですが、私は本当に自己管理能力が低い看護師でした。

井原　抗うつ薬は、パワハラ上司に負けないハガネの精神力を作ってくれるってわけではないし、5時間睡眠でも効果を発揮するわけでもないんです。

後生川　そうです！　薬を飲んだらイジワルな先輩看護師に立ち向かえるハガネの精神力を持てるわけではないし、通勤時間が短縮されるわけでもない！　そういえば病気になる前から、自分のストレスをアルコールで流してしまっていましたね。でも治療中は1滴も飲んでいませんよ、お薬をアルコールで飲んでいいなんて、どこにも書いてありません。

井原　そもそも薬物療法中は断酒が原則であって、酒と一緒に飲んで効く抗うつ薬はない。だから、今の生活をそのままにして薬だけ放り込んでも治るわけがない。薬が無意味とは言わないが、少なくとも薬が効果を発揮できるような条件を整えなければなりませんね。
不健康で荒れた生活を送っている患者さんは、薬物を受け入れる状態が整っていないし、当然そこに薬剤を投与しても本来の効果を発揮してくれません。

後生川　不健康な生活ですね…まさにです。私は恥ずかしながら、「うつは脳の病気」だと思い込んでいました、だから薬でなんとかなるって。勉強会でも念仏のように言われていました。そう勘違いしている医療従事者が未だほとんどかもしれません。
「あなたは脳の病気です」と、カッコよくって優しくて素敵なドクターから言われても、次に自動的に差し出されるのは無情にもお薬。それを患者としても断るわけにはいかない。受け入れるしかないんです。でも現場は「まぁ、とりあえず薬」となるわけです。

井原　「うつ病は脳の病気」というフレーズは、精神科医が患者さんとこれ以上話をしたくないときの口実として都合がいい。「わかった。もう話はいい。うつ病は脳の病気なんだからおとなしく薬を飲め」ってことです。
しかも、このフレーズ。製薬会社さんが抗うつ薬をプロモーションしたいときにも好都合ですから、患者の話を聞きたくない精神科医と、薬を売りたい製薬会社が、たがいの友情を確かめ合う上で役に立つんです（笑）。

私は、製薬会社に対しては批判するつもりはありません。製薬会社だって企業ですから、「利潤を追求する社団」です。販売促進活動をするのは当然のことです。

後生川　当然ながら製薬会社で働く方々も、会社の利益やノルマや、自分の生活がかかっているわけです。私の友人のご主人も製薬会社にお勤めですから、本当に毎日頑張っておられるのも知っています。

井原　ただ、その尻馬に精神科医が乗ってはいけませんよ、一応はプロなんですからね。結局のところ、精神科医は精神療法ができない。話を聞いて、的確にアドバイスを行うという精神科医として当然のことができない。

だから、精神療法ができない医師が、精神療法をしない口実として、「うつ病は脳の病気」というフレーズを利用しているに過ぎません。

精神科医たちは、「薬さえ飲めば治る脳の病気」だと見なしたいのですね。そうじゃないと、自分たちのヤブ医者ぶりを思い知らされることになる。悲しくて、せつなくて、涙がでそうになる。

後生川　うーん、とてもすごいお話ですね。

井原　だからこそ、「うつ病は脳の病気」のフレーズにしがみついて、何とか強がって、傷ついたプライドを立て直そうとしているのです。

後生川　「うつ病は脳の病気」の言葉で片づけられてしまっては、患者側としては、それ以上何も言えません。でも本来、「適切な精神療法」があれば薬に頼らず回復したかもしれない患者さんもいるってことですね。彼氏と別れたとか、仕事で失敗したとか、たまたま睡眠不足が重なっただけ、という一時的な落ち込みだったかもしれないのに。安易に精神科の門を叩いてしまったばかりに、自動的にお薬が出されてしまった…。

井原　で、理由のある憂鬱も、訳のある悲しみも、十把一絡げに「脳の病気」となりました。本来、精神療法の対象とすべき人々が、ただ薬を与えられているということになります。まさに「薬漬け」となったのです。
「うつは脳の病気、薬で治すもの」、この精神科医たちのせつない願望が、あたかも事実のように語られたのですね。

後生川　「じゃ、とりあえずまた4週間後ね」と医師から言われれば無期限に通院する羽目になり、家計が圧迫されていくのも目に見えていました。でも家計が圧迫されたら、新たな問題も出てきてしまいますよね。
依存性というものを医療によって作られてしまっているケースは多い気がします。
これってすごく深刻な問題だと思いますね。

井原　患者側は、すべては薬で解決してもらえるのかと錯覚してしまいます。「薬を飲めば治る、この医者について行けば大丈夫」、そう期待してしまうのです。

後生川　かつての私も含めて、ほとんどの方がそうだと思います。

井原　でも、治りませんよ、薬なんか飲んだって。パワハラ、長時間通勤、短時間睡眠、アルコール…、こんなに問題が山積しているのに、薬さえ飲めば、気分がフワッとなって、すべての問題が雲散霧消するなんて、あるわけないです。

後生川　そこを誰かが助言してくれたり、一緒に考えてくれたり、ご本人が少し冷静に考えることができればいいんですが。これはすごく基本的な話なんですけどね。そもそも、お薬飲んだって根本的解決にはならないですから。
目の前に魔法の医師が登場して、「コレさえ飲めば問題一発解決！治ります」などという魔法のお薬なんか存在しないという事実無根を、患者側はまず知る必要があると私も思っています。
この紛れもない事実は、自分が医療者側から患者側の立場になって初めて気がつくことができました。

井原　医者だって、患者だって、重大な事実を失念しています。それは、人生の悩みのすべてを抗うつ薬が解消してくれるわけではないという、当たり前の事実なんです。

後生川　でも、弱っているからこそ何かにすがりたい気持ちだし、患者にとって医師は最後の砦なんですね。だから他力本願というか自助努力なしで患者は医師を信じ、言われるままにする。
私も当時は様々な薬をたくさん服用しましたが、治る兆候は全くありませんでした。ついにはお尻の皮がむけてしまう程に身体が動かなくなった時期があるんですよ。ナース時代は偉そうに「褥瘡委員長」とかをやっていた私がです！　もー、情けないやらで…。身体中がしびれて全く立てません。呂律が回らないし頭はふらっふら。思考は停止し、あらゆることが決められず、トイレへ行くの行かないのを決断するにも2時間かかった時期もあります。

井原　トイレ決断するのに2時間もかかったんですか?!　そりゃ大変だな、漏れちゃいますよ（笑）。しかし、まあ、精神科医は何かあったときにすがるものとしては、正直ちょっと危険だと思いますね。

「最後の砦」と言えるのかどうか。そんなに信用できるものではないような気がします。

よく雑誌の最後のページに、「しあわせを呼ぶペンダント」なんて、広告が載っているけど、あれ買うと幸せなれるんでしょうか？　同列に語るのも不謹慎かもしれませんが、抗うつ薬の場合はどうなのかな？

少なくとも抗うつ薬は「しあわせを呼ぶ薬」ではないでしょうね。使い方を間違えると、体が重くなるわ、お尻の皮がむけるわ、おしっこ漏れそうになるわ、大変ですよ。

後生川　あ、わたくし漏らしていませんよ、ギリギリセーフ（笑）。すこし話は変わりますが、井原先生の著書の中で気になる事例がありますのでお伺いします。他の病院で「難治性うつ病」と診断され、その紹介状文面に疑問を持ったという患者事例がありましたね。

診療情報提供書に「薬物療法、薬剤調整、増強療法のあらゆる努力を行いましたが効果はありませんでした。こういう難治性気分障害に対して、もっといい薬がないものかと思います」とありました。

紹介元のその有名医師としても事情は色々おありだと察するのですが、投薬する前に患者さんの生物学的条件を整えるという発想が皆無だと、看護師の私でも直ぐ感じました。でも、きっとその医師も一生懸命に患者のために頑張られたのでしょう。しかしエネルギーを向ける先が「目の前にいる生身の人間」ではなく「薬剤調整」に向けられていたことが、悲しい結果になってしまった事例と思いますが。

井原　あのケースの場合、紹介元は謹厳実直を絵に描いたような真面目な先生でした。毎日、毎日、精神医学の最新のジャーナルに目を通して、そこで推奨されている最良の治療を行おうと努力しておられる先生です。

そういう先生が、単剤投与、十分量まで増量、薬剤変更、他剤増強療法など、最新のジャーナルに掲載されている方法に忠実にしたがっているのですが、それでも結果をだせませんでした。それで途方に暮れておられたのだと思います。

この先生のように、日本中に真面目な教授さんがたくさんおられて、来る日も来る日も学術誌を読んで、そこで推奨されているベストな治療を選択して、患者さんのために尽くそうとしておられる。

後生川　そういうお話を聞きますと頭が下がります。

井原　教授こそ誰よりも勉強しなければならない、教授こそ最新の治療法に精通していなければならない、そう肝に銘じて、若い医師の誰よりも勉強されている先生がおられます。こういう大ベテランの存在こそ、私ども後進のお手本だと思います。でも、こんな優等生教授が、まさか「最新の精神医学は間違っている」みたいな過激なことはお考えにならないでしょうね。

後生川　あの…私、もう現役看護師を辞めたので、なんですが…。

私たち看護師は看護を行う際、患者さんの症状だけではなく、人や生活背景など、あらゆる方向から看るスタンスです。とすると、お薬が効かないんじゃなくて、その前に生活や生物学的条件をまずは整える必要があるんじゃないかな、と。臨床経験を積んだ看護師の中にはその辺りに気がついている方も多いと思います。でも口に出して言えないのが現場の現実です。まあ現場で本当にこんなこと上司に盾突く看護師がいたら、「医師でもないくせに」と扱いにくいでしょう。それこそ看護部長から個室に呼び出され「要らぬこと言うな」と大目玉でしょう。非難轟轟、絶体絶命、ナース人生の危機、次の日には勤務表から消えちゃうかも（笑）。でも私、嘘は大嫌いです。スミマセン、率直な意見です。

井原　私も「大学病院教授」と言うことになっていますが、精神医学に全幅の信頼を置いていません。教科書通りにいっても上手くいくはずがないとすら思っています。「最新の精神医学は間違っている」と思うことだって、しばしばあります。まったく教科書を読まないわけではありませんが、半分だけは受け取っておいて、残りの半分は少数の尊敬すべき精神科医の言葉と自分自身の臨床経験に基づいて診療をやっていこうというタイプです。

後生川　教授っていうとドラマの「白い巨塔」みたいな感じと思っていましたが、井原先生は少し違う気がします。

ちなみに井原先生は、どんなものを読んだり、勉強されたりしていらっしゃるんですか？

井原　本当のところを言うと、日本の学会が推奨するガイドラインはほとんど見ませんが、海外の動向は少しチェックしています。ネタバレは避けたいから、すべての手の内を見せたくはありませんが、動画サイトでＢＢＣの「パノラマ」〝Panorama〟などの大型報道番組を観たり、Google Scholar などで最新の総説論文を検索したりということはやっています。

ただ、普通の真面目系教授さんとは、読んでいる対象がかなり違うと思います。生活習慣を重視する方法などは、日本の学術誌で取り上げられることなんかありません。でも、海外では無数の論文が出ています。

後生川　日本と海外の、うつ治療法が全く異なる事実は、患者さん側は知らないと思います。

井原　たとえば、試しにGoogle Scholarに「depression, lifestyle」、つまり「うつ病、生活習慣」と入れてみてください。とんでもない数の論文が引っかかります。だから、そういう情報を仕入れて、自分の方法を多少とも軌道修正しつつ、日本の現状に合った方法で治療を進めていけばいいのですね。

後生川　海外で主流とされている方法が理にかなっていて、無理なく無駄なく、身体にヘルシーで、いちばん確実だと体験からも感じています。

井原　自分の方法が国際トレンドからいって間違っていない確信があるので、日本の教授さんたちとはなかなか話が合いませんけれど、そんなに不安は感じません。もし、私が英語を読めなかったら、自分のやり方には不安を抱いたと思います。

後生川　井原先生の医師としての経歴は著書で読ませていただきました。医療のタテ社会をヨコに歩くという大変興味深い経歴の持ち主だと感じました。ケンブリッジ大学院へ留学もされているし。

日本での常識といわれる精神医療と全く違うことをされている中で、日本国内では「異端児的」と捉えられてしまう。でもそれは日本に前例のないことを有言実行されているわけですから、仕方がないのかもしれませんよね。

井原　でもまあ、普通の教授からすれば、私など存在自体がケンカを売っているように見られるでしょうね。一度学会の懇親会で、とある教授さんと名刺交換したんだけど、私の名前を見た瞬間に、嫌悪と、憎悪と、敵意の入り混じったすごい形相に変わった先生がいました。

後生川　えー、教授と言われる方がそうですか…。

井原　いやあ、怖かった！　しかし、この先生をむやみに刺激してもしかたないし、私としては敬して遠ざけることにしました。この先生に今さら「愛してちょうだい」なんて頼むつもりはありませんが（笑）、しかし、必要以上に挑発してもしかたないでしょう。アカデミズムは権威なんだからそれでいいのです。学会のエライ先生は今後もその調子で権威者としてふるまっておられれば、それでいいのではないでしょうか。で、私は私の道を行く。それだけです。…とまあ、こんなことを言っておれば、「不良教授」だと言われても当然でしょうけれどね。

後生川　あ、私も我が道行くタイプです。わかる方にわかっていただけたらそれで充分幸せですね。一般論や常識的方法だけでは、幸せにならない事実事例をたくさん見てきました。「全て」は現場、まさに「今」を見つめていかないと…。生身の人間相手に、そもそも教科書のとおりには行くはずがないとすら思いますし、井原先生が「不良教授」ならば、私は「不良カウンセラー」かもしれませんね。

精神科医について

―世間的常識と精神医学の間で―

井原　後生川さんが「不良カウンセラー」ですって？ 心配いりません。一流の人間は、皆不良です。私に言わせれば、臨床心理や精神分析系だって、一流の人間で不良でなかった人間を見たことはない。教科書どおり、師匠に言われたとおりにやっている人なんかいません。

後生川　一流は不良（笑）、納得です。教科書通りのフツーとか常識と言われることで上手くいかないなら、その「常識」と言われている内容自体を疑ってかかっています。ちなみに先生がおっしゃる不良って少しでも患者さんにいいサポートがしたいだけのことです。てたとえばどんなことですか…？

井原　最近、東畑開人っていう気鋭の心理臨床家と付き合いがあるんですが、彼なんか沖縄のあやしげな民間ヒーラーかなんかのところで修行しています。彼の師匠の北山修さんは、加藤和彦と一緒に「あの素晴らしい愛をもう一度」なんて歌っていたんですよ。「命かけてと誓った日から」なんて歌っているんですよ。後生川さんは女性だからおわかりだろうけれど、「命かけて」なんて誓う男は、まあ、信用できないのなんの…。

後生川　はい、信用しないようにします（笑）。

井原　そもそも、「不良カウンセラー」の最たるものは、故河合隼雄でしょう。彼はユングですよ。まあ、怪しいのなんの。そもそも、ユングは、学位論文からして幽霊の研究ですから、彼自身が怪しげなもの、イカサマと紙一重の者に対する強い親和性があったのだと思います。まあ、幽霊はともかく、権威者が無視しているもの、アカデミズムが気づいていないもののなかに、見落としてはならないもの、大切なことが隠されている場合だってあります。世間の一般の人には見えているのに、精神医学という権威の視点からは見えないものがある。

後生川　必ずあると思います。諸々…。

井原　そういったものにもう一度注目してみることも必要でしょう。だから、私は、片足は世間的常識の側に、もう片足だけは精神医学の側に、というスタンスで行っています。でも、ひところはやった「反精神医学」〝anti-psychiatry〟ってのは、いやだな。いかにもサヨク的な反体制運動のクサさがプンプンして、野暮ったくて、どんくさくて、イケテない。で、自分たちの立場をふざけて「半精神医学」なんて読んでいます。別に反対するつもりはないが、半分だけ精神医学という感じです。

後生川　「半精神医学」とは初めて聞きました。片足は世間的常識側に、もう片方は精神医学側にというスタンスですかぁ。

どっぷり精神医学の視点から教科書どおりに患者さんを見ると、大切なことを見失う危険がありますからね。

井原　で、この立場からいまどきのうつ病を「脳の病気」と見なしても得るところはありません。なぜなら「脳が悪くなっている」わけではないからです。

だから脳に効く薬を飲ませてみても、頭に電流を流しても、それらの効果は一時的にとどまります。また元の生活に戻ればたちまち再発してしまいます。

後生川　頭に電流を流しても偏った元の生活に戻ればたちまち再発。理屈を考えればそうです。「とりあえず生活習慣から変えることはわかった。…で？」と言われたときに、井原先生が言われる「人を診る、生活を診る」のが非常に重要になってくるわけですね。

ここが一番重要ポイント。しかも具体性が重要。これを踏まえて、私のカウンセリングは、生活習慣に切り込んでいます。

井原　そうですね。生活習慣です。

特に、その人の価値観であるとか、生い立ちであるとか、家族背景であるとか、そういった人間学的な事柄の前に、もっとシンプルな生活習慣、つまり、何時に寝て、何時に起きているのか、一日何歩ぐらい歩いているのか、アルコールはどれくらい飲んでいるのかいないのかを診ます。

生物としてのヒトは、普通、定時入眠・定時覚醒、7、8時間の睡眠、7000歩以上はあたりまえのように歩く、そして、アルコールは本来飲まないはずの動物です。

ですから、起床・就床時刻とか、一日の歩数とか、アルコールとかを確認する際には、生物としてのヒトの自然な生活とどれぐらいずれているかを確認するのですね。

後生川　はい、原因があって結果が起こっている。明確な原因確認が必要です。

井原　もっとも、それだけにとどまってはいけない。プライマリケアの現場でしばしば叫ばれていた「病気ではなく、人間を診よ」「症状ではなく、生活を診よ」という場合は、仕事をしているのかとか、誰と暮らし、何を願って生きているのかといった問題です。

そういったスピリチュアルな次元も大切です。確かに、都会に暮らす人は都市の生活独特の問題があり、農村の患者さんには農村の生活がある。そういった暮らしぶりを理解しないと、治療にはならない。だから、その人の人生全体を正面から見つめていかないと治りません。

後生川　その人の人生全体を正面からですよね。本当、そう思います。本書で紹介する、アンケートの当事者の声を読まれた読者の方はおわかりでしょうけど、教科書通りの方法なんてほとんどアテになりません。もう当事者たちもご家族もわかっていますよ、教科書なんて所詮きれいごとだって。きれいごとのお話じゃあ、治らないんです。命の選択に迫られている人たちだっていいます、いまこの瞬間にもたくさんいるわけですから。

井原　薬の本ばかり見ていないで、まず患者さんや家族と話してみるべき。薬の本を読みながら精神科の診察をしようなんてのは、サッカーの試合の最中にピッチの上でサッカーの教科書を読んでいるようなものです。話になりませんね。サッカーと同じで、時々刻々と変化する患者さんの状態を見て、瞬時に判断し、素早く対応し、的確に介入することが必要なはずですよ。

後生川　診察中に本を取り出す外来医師、そういえば過去に見たことがあります。本気で治りたい患者の想いとしては、本でもパソコン画面でもなく、患者である自分の目を見て話してほしいと思っています、ほんとうに。

メディアについて

―マスコミが伝える情報とは―

後生川　精神科の現場では感情論をぶつけてくる患者さんもいると思いますが、他の診療科と比べて大変だろうな、と感じます。

私も罵倒されたことあります、そりゃもう凄い剣幕でした。

でも、このような状態の方々と向き合うことを仕事としている人間は、それこそクレームやメディア等のバッシング対象になりやすい気がするんです。

私はいまのところ幸いにも「メディア」からのバッシングはありませんが、先生ご自身は、いかがですか？


井原　たしかに、昨今、新聞も雑誌もテレビも激しく精神医学をバッシングしていますね。このバッシングの激しさはどこから来るのか。それは「うまいこと言って、だましやがって！」という怒りからでしょう。当然のことです。

実は、医療というものは一般にできることとできないことがあります。私は、メディアの側に医療についての過大評価があると思います。

過大評価に基づく期待が裏切られたときに、感情が一気に反転して、今度は激しいこき下ろしに変わる。理想化とこき下ろしというのは、ある意味で同じ感情の裏表であって、そこにあるのは医療についての誤解です。

でも、まあ、その点を差し引いても、メディアの精神医学バッシングにはもっともなところもある。メディアは、精神医学に対するほどには他の分野をバッシングしていません。皮膚科学バッシングとか泌尿器科学バッシングとか脳外科学バッシングとかは、そんなに聞いたことがない。しかし、精神医学はバッシングされる。

理由がなければこうはなりません。

私は向精神薬の多剤併用や大量投与問題については精神医学を批判するマスコミにも一理あると思います。だからこそ大学病院に所属する現役医師であるにもかかわらず、これまであえて精神医学を批判するメディアにも寄稿してきたのですね。

後生川　はい。先生の記事、読ませていただきました。確かに泌尿器科学バッシングとか皮膚科学バッシングとかは確かに聞いたことがありません。

精神科医療の薬物療法を過大評価したのは紛れもなく自分自身。なのに、自分が望む思うとおりの結果が得られないと今度は猛烈な批判に変わっていく。先生方のメンタルも相当強くなければ、やっていけないない仕事じゃないですか？

井原　精神科の薬物療法というものにはできることに限度があります。これを夢の薬のように歌い上げたかったのは、製薬会社でした。でも、薬のプロモーションには法的な制限がある。で、製薬会社は自分たちのできないことを精神科の先生たちに託すべく、笛を吹いた。そしたら、この先生たちは、製薬会社の思惑どおりに踊った。先生たちが踊って、歌ったら、患者は次々に来た。

先生たちは、次々に処方箋を書いた。患者は効くと思った。飲んだ。でも効かなかった。それなのに薬は増えた。

増えれば増えるほど具合が悪くなった。「ふざけやがって！」、そう患者さんたちが思って当然でしょう。

忘れてはならないことは、精神医学批判を行っているジャーナリストたちのなかに、自分自身がかつて抗うつ薬を飲んでいたり、自分の同僚がうつ病で長期休職していたりという人が多数混じっているということです。

自分たちが現にひどい目に遭ったという被害者体験がありますから、それは批判も厳しくなって当然です。

後生川　いやぁ、必ずいるでしょうね…。その方々は、さすがにカミングアウトしないでしょうけど。

その怒りの矛先を向けられたって向けられた側は、たまりません。

井原　精神医学側は、メディアの批判に対して、これ以上「知らぬ存ぜぬ」を決め込むこともできないし「センセーショナリズムだ」と逆にマスコミ批判を返すなど、到底できないと思っています。

マスコミは怒っています。国民だって怒っていますよ。

私は波風を立てたり、同僚と対立したりはしたくない方です。争い事は嫌いですから。でも、精神医学の薬物療法偏重に関しては、私は、少数の同僚を敵に回すことよりも、一億の国民を敵に回すことのほうを恐れますね。

後生川　少数の同僚を敵に回すことよりも、一億の国民を敵に回すことのほうを恐れます…か。その言葉は深いですね。私だって病院で働くだけが仕事ではありませんし、国民の皆さんが何か考えるきっかけになればいいなって思って本も書き始めました。

起業当初、とある精神科病院の管理者の方にこう言われたんです。

「あなたは何を根拠にうつ専門と名乗っているの？　大学はどちら？　資格は？　キャリアは？　ご卒業された高校は一体どちらかしら？　ご主人はどちらへお勤め？」

キャリアで人間を判断する方には、本当かないません。

普通の看護師で主婦だった私が『あなたのうつ絶対克服できます』という本を突然世に出したもので「なんだこいつ」と批判的に思われたのは仕方がないことだったのかもしれません。


井原　「何を根拠にうつ専門と名乗るのか?」

そんな批判はこれから後生川さんには、嵐のように降り注ぐことでしょう。それは覚悟しなくちゃいけない。恐ろしいことですよ。

じゃあ、どうするか。死に物狂いで勉強して、臨床経験から何かを学び取って、メンタルヘルス・プロフェッショナルとして上達していくしかない。いい仕事をする以外に方法はないのです。

後生川　はい、いい仕事で返していくしかありません。私は医師ではないので「薬」に関しては関われません。だから「医療との向き合い方」「診察時間の有効活用方法」「医師とのコミュニケーション方法」など、患者さん側が自分の治療に意思表示と責任が持てるようにアドバイスをしています。
それに克服に至った事例というのは、薬に依存させない治療方針の主治医だったからこそ。

だからクライアントさんは卒業に至ったのだと思っています。そのような医師が頑張って下さっている状況、私もたくさん知っていますから。でも一番忘れてはいけないのが「治りたいと願う本人」がいてこそ。本人の意思と自助努力なしでは、やっぱりうまくいきません…。

井原　薬漬けは、精神科医が処方しない限り起きません。ただ、精神科外来は強制治療をする場ではない。患者さんだって薬を希望したのでしょう。患者さんの薬への希望がまったくなければ、薬漬けにはならなかったはずです。

実は、「薬に頼らない」ことを公言している私のところにだって、薬希望の患者さんはたくさんお見えになります。「いい薬を出してください」「いや、その前に生活習慣を変える余地はありはしませんか」、このやりとりを何度も繰り返さないといけない場合だってあります。私からすると、「患者さんってなんと他力本願なんだろう」「ご自分でなさるべきご努力を怠ってはおられぬか」、内心、そう思うことはしばしばです。

普通に薬を出す精神科医の立場からすれば、おそらく、この先生たち、うつや不安で苦しんでいる患者さんを目の前にして、医師として誠実に対応しようとしたのだと思います。つまり、患者さんがうつや不安を失くしてくれる薬をお求めになったから、その希望に添う対応をしたのだということです。この先生たち、口をそろえてこう言うと思いますよ。「お求めになったのは、あなたでしょう?」と。

後生川　親切心からか、薬を出したがる医師を主治医に持つクライアントさんは、残念ながら卒業までの道がなかなか厳しい。でも患者自身が薬を求めるというなら、皮肉にもこの状況はお互いｗｉｎｗｉｎとなってしまうのでしょうか…。

井原　人は窮地に追い込まれると何かに頼ろうとする弱点を持っています。神や仏に頼れない今日においては、それが抗うつ薬や抗不安薬になってしまったのでしょうね。でも、もしこの世から精神科医がいなくなり、抗うつ薬や抗不安薬がこの世からなくなればどうなるでしょう。

そうしたら、精神科医の替わりに他の医師のところに行くかもしれませんよ。その先生、「心の痛みには、体の痛みをとることから始めましょう」なんて言って、今度は麻薬を出すかもしれませんよ。

そうしたら、今度は精神科の薬漬けではなくて、麻薬漬けのほうが新たな社会問題になるでしょうね。

後生川　麻薬問題にすり替わる。恐ろしいけど、でもあり得ますね。

井原　「追い込まれると何かに頼ろうとする」「つらさを一瞬で吹き飛ばす薬を求めようとする」このような人間の根本的弱さに向き合うことをしなければ、向精神薬乱用問題は麻薬問題にすり代わるだけでしょう。

薬でごまかすのではなく、皆、ある大切な事実に向き合わなければなりません。

それは、心の痛みも不安も憂鬱も、すべては人生の一部であり、薬でごまかすことはできないということ、そして何より「人生の主役はあなた自身」という自明の事実なのです。

後生川　当時、母が私に言ってくれた忘れられない言葉があるんです。

「礼子は生まれた時から薬を飲んでいたわけじゃない。本来の礼子は健康なんだよ」と。

思いました。日々の生活習慣で小さな歯車が狂ってしまっただけのことじゃないか。その母の言葉に私は目が覚めました。医師に人生全てを任せて、薬だけで治そうと考えるのは、そもそも無謀で不可能なお話だったのです。

当時、そこに早い段階で気づくことができたのは幸いだったかもしれません。だからといって特に療養指導を受けたわけではなく、再発しない治し方を命がけで模索していましたけどね。

井原　お母さまのおっしゃることはその通り。生まれながらにして向精神薬を飲んでいた人なんかいません。そもそも、人生の問題を薬で解決しようとする発想自体が間違っていたのですね。メディアは、精神科医や抗うつ薬も批判します。では、こうなったらもう、この期に及んでいつまでも精神科医や抗うつ薬に期待をかけるのではなくて、むしろ精神科医に頼らない方法、精神医学に頼らない方法、薬に頼らない方法をこそ追求すべきではないかと思うのです。

後生川　私もそう思います。でもその気持ちを乱すように、雑誌や論文やネットでは「この薬は効く、効かない」という議論がなされていますが、あれは当事者から言えば非常に心揺さぶられる情報です。

簡単に一喜一憂している人もいるわけです。これは不眠の大きな原因にもなりえますからね。エビデンスがどうだ、どこかの研究ではどうだ。評判レビューの星いくつとかもそうですよ、あれも実名公表なしの匿名だし、一体どこまで信頼性があるのは疑問だらけです。

出回る「情報だけ」を鵜呑みにしてしまうのは非常に恐ろしいこと、だから得る情報もすべて自己責任ということになりますね。

井原 抗うつ薬の効果については、事実のかわりに、期待の方が独り歩きしてしまいましたね。これは、拙著の『うつの8割に薬は無意味』や『うつの常識、じつは非常識』でも書いたことですが、出版バイアスと呼ばれる現象があって、専門誌というものは、新しい治療法に期待をかけていて、特に新薬の場合がそうなります。

だから、薬の効果を証明できた論文だけを採択し、そうでない論文はボツにします。

後生川 ですよね、だって証明できなかったという情報出してしまったら、お薬も売れませんからね。売れなければ会社利益にはなりません、だからデメリットは公表しないってことですか。いい論文だけを読まされる側にとってはたまったもんじゃないです。

井原 当然ながら論文になったデータだけを読まされる者は「どの論文を見ても、うつ薬には効果がある、というデータが出ている」そう受け取る。

「抗うつ薬の投与量は多くても少なくても効果にはさしたる差はなかった」などのデータだって、ジャーナルからすれば魅力がないから、ボツにされるケースがほとんどです。

となると、薬の効果への期待を反映して、その期待を裏切らない論文だけが掲載され、人々の目に触れる。こうして、期待がエビデンスのように伝えられることになったのですね。

後生川　怖い話ですね。表に出てくる情報だけが「事実」だと間違っても信じないように私も気をつけたいです。当時も、うまく転がされ振り回された自分にも大いに責任はあると反省しています。

「出版バイアス」という事実も、今、知ってしまった読者さんはある意味ショックかもしれませんが、見逃してはいけないことですからね。

人は自分の都合がいいように解釈し受け取りたがります。私だってそうですよ。

とはいえ、社会に流れる情報には、いい情報もたくさんあります。

受けとる側もぜひ感情的にならず客観的に冷静に、自己責任で受け取っていただきたいですね。私自身も、今後も冷静に判断していきたいと思います。

薬・薬物療法について

―「薬の自動販売機」化は求めていない―

後生川　「うつは薬を飲んで休め」「焦らず、ゆっくり」と一般的に言われていますが本当に薬を飲んで休めば、いつの間にか治っている患者さんっているんでしょうか。

私自身もそうでしたが、一日中壁や天井ばかり見て休むことばかりしていたら、結局考えることは堂々巡りでした。

だから抗不安薬を服用してしまっていました。その時間の苦しさに耐えられないんです。

井原　薬におぼれる典型・過量服薬を繰り返す人の常として、憂鬱、不安、空虚感、自己嫌悪などの感情に耐えられない。だから、即刻、意識自体を消去しようとするのですね。

飲んでから寝るまでの長い時間が耐えられない。すぐに眠れる薬が欲しい。そんな感じです。

後生川　そうです、耐えられない、すぐにも楽になりたい。気絶したように寝ている時間が一番幸せでした…。

井原　睡眠薬をフリスクでも食べるような調子で、何も考えないで次々に飲んでしまうのですよね。これでは朝起きたときに気分が悪い。

だから、その重い不快感から逃れたくて、またすぐに朝一番の抗不安薬を服用してしまう。こうして悪い癖が、完全に習慣化するんですね。

後生川　まさしくこれが依存性の罠です。井原先生の勤務されるこころの診療科では、実際に薬を使わず治っていく人が半分もいるとホームページで拝見しました。薬は必要なら使うけど必要ないなら使わないということですね。もし必要で使ったとしても最低限の薬しか頼らない。

井原　私も、「必要な患者に、必要な薬を、必要な期間に限って処方する」ことについては何ら否定していません。

後生川　私も最小限・最低限のお薬の恩恵はいただきました。たくさん飲むことで早く治るなんて、決して思っちゃいけないですね。

井原　そうですね。薬の錠数と治る速度とが比例するわけではありません。それに、患者さんたちが本当に求めているのは、自分の語る言葉に真摯に耳を傾けてもらい、具体的な助言なりの指導を受けることです。「薬の自動販売機」なんか求めていません。

後生川　はい、「薬の自販機」なんかちっとも望んでいませんよ。

井原　本当に必要なのは精神療法。

精神科医がすべきことは、機械的に薬を出すことなんかではなくて、言葉のやり取りを通じて患者の抱える問題を整理し、指示と助言を与えることです。

ところが精神科医の多くは精神療法ができません。精神科医の養成システムには致命的欠陥があります。大学病院には精神療法を教えられる教師がほとんどいないんですね。

多くの精神科医は事実上、薬物療法しか学ばないで成長していきます。精神療法は教わったことがないのだから、できるはずがありません。だから薬を出すしかないのです。

後生川　でも、先生方は、けして「患者をお薬でこらしめてやれ」という悪意から処方するのではありませんよね。それはこちらも理解できます。でも薬漬け問題が深刻なのは、それが他でもない、患者さんを心から想っての「善意」からなされるためではないでしょうか。

井原　そうです。精神科医のなかには熱心に薬剤調整を試みる人がいます。患者さんを治そうと思う一心で、そうするのです。指導医のなかにも研修医に対して、「あの薬を入れろ」とか「この薬をふやせ」とか事細かに指導する人がいます。

そうすれば治るはずだと信じているし、そうやって正しい薬の使い方を指導して、一人前の精神科医に育てようと思っているのですね。自分のように立派な精神科医に育てたいと思っているのでしょう。でも、一人前の精神科医というものは、薬の使い方さえ習熟できればいいというわけではありません。

自分が立派な精神科医だと思っているのなら、精神療法、少しぐらいはできなければいけないでしょう。しかし、そもそも、薬剤調整というものは、それ自体が身体に対して侵襲《しんしゅう》があるということを忘れてはなりません。

後生川　副作用のない薬は存在しないですからね。そういえば女性で、長引く治療を受けているが故に恋愛や結婚、妊娠のチャンスさえも諦めている方々もいました。しかし精神療法だったら何の副作用もありませんし患者さんも納得されるのではないでしょうか。

他のお薬との飲み合わせを気にしたり、頻回《ひんかい》に心電図をとったり採血して肝臓の具合をチェックする必要もありません。無理なく、無駄なく、おだやかにできれば本当に最高ですよね。結果的に医療費削減にも繋がりますし。

井原　精神科の薬剤は、ほとんどが自然界に存在しない、人工的な化合物。生体からすれば、異物なんですね。それで、生体の恒常性という観点から薬剤調整をみてみれば、これは要するに、終始身体の中に何人ものお客さんが出たり入ったりしている感じです。身体の方としても、体外からの物質に上手に対応できなくて当然ですよ。

後生川　はい、落ち着かないです。でもお薬の効果は期待できないし、副作用のリスクもある。これは、どう考えても、患者にとっては納得がいきません。

井原　「十分量・十分期間」というお題目も問題だと私は思います。「抗うつ薬を少量ではなく十分な量をつかえ」「短期間ではなく長期間にわたって使え」というのですね。この「十分量・十分期間」というお題目は、うつ病の薬物療法を語る全ての論者が異口同音に使っています。

後生川　最終的な私の主治医が、そのような「十分量・十分期間」などといった治療方針をとっていなかったことは今考えても、救いでした。「必要なければ飲まないに越したことはないんだ」と言っておられましたので…。
まだ若い主治医でしたが、その辺りは理解しておられたんだと思います。

井原　あるところで症例検討会に出てみたら、若い先生が治療が上手くいっていない。すると、こわいベテランの先生が「そんなに少ない量だから効かないのだ。もっと増やせ。十分量・十分期間だ」って言って、かなり厳しい叱責をしているところ見たことがあります。「すぐにやめるな、再発するぞ、もっと長く飲ませろ、十分量・十分期間だ」とも言うのですね。

後生川　うわ〜、怖い。それは若いドクターたちも従わざるを得ない状況ですね。逆らうことは絶対不可能でしょうし…。

井原　私に言わせれば、この症例、治療がうまくいかないのは、薬の量以外にも考えるべきポイントがたくさんあったと思いますが、この指導医の先生は、まあ、それはそれはおっかない口調で量の少なさを断罪していました。

若い先生は、何か言いたそうでしたけれど、一方的に怒られっぱなしでした。

後生川　かわいそう…。でも新人医師とはいえ患者から見たら医師は医師です。そりゃ患者さんも従いますよ。

井原　新人のうちからあんなふうに、「十分量・十分期間」と言われながら育てば、当然、そのようにする処方習慣が身につきます。でも、それで本当に治るのでしょうかね。

後生川　患者側としては聞きたくない悲しい話です…。

私は医師ではないので定期薬に関しては触れることは許されません。でもクライエントが主治医から「自己調整可能」だとお墨つきをもらっている薬に限りアドバイスしています。いわば「薬に頼らせないカウンセリング」です。

たとえば頓服薬に変わる取り組みを患者本人へご提案したりします。不安時に一番に頓服に頼る方法はとらず、心の持ち直し方を一緒に考えます。そんなことでお薬に頼ることが本当に減ったりするんですよ。

そんな関わり方が本当の「薬に頼らないこころの健康法」じゃないのかなって思っています。

井原　後生川さんの立場は医師ではないので微妙ですよね。「余計なことを言うな」って後でドクターに怒られる可能性だってある。でも、「自己調整可能だ」と指示されている薬剤に関しては、ある程度介入していいでしょうね。

頓服薬として処方されているものについては、絶対に服用しなければならないものではありません。

後生川　お薬袋から出した薬を、手のひらに乗せたときに…思うんです。「薬だけでお腹いっぱいになる。今日も薬に頼らないと生きていけないんだ」って。

下剤もそうです。飲まずに、食生活と運動でもし改善できれば飲まないにこしたことはありません。不活発な生活習慣を見直さずして強制的に便を出し続ける状況は、人体の仕組みを考えると健康的だとは思えません。

そうやってできる自助努力から始めることで、自分にどんどん自信がついて、自己肯定感が高まり回復して行かれる方々も実際にいらっしゃるんです。

井原　ベンゾジアゼピン系などは、「つらいときにすぐ飲む」という習慣はつけないほうがいい。

だから、パニック発作が出たときは「すぐ頓服薬を飲む」のではなくて、場所を変えるとか、30分でいいから昼寝するとか、逆に、ちょっと散歩してみるとか、何らかの別の対処法を一緒に考えてあげたほうがいいでしょうね。

後生川 きっかけですよね、あとはちょっとの勇気とちょっとの頑張りです。歩くことだってきついからこそ敢えて。その辺りの関わりで何かクライアントさんに伝えておいた方がいいことはありますか?

井原 「パニック発作を治すため」というつもりでベンゾジアゼピン系を服用していると、そのうち薬なしではコントロールできなくなってしまって、量も、回数も増えていくという悪循環に陥ります。
それで、薬をやめようとすると、必ずパニック発作がでる。パニック発作を止めるための薬なのに、その薬を止めようとするとパニック発作がでるのですね。最悪です。そのリスクのきわめて大きい薬剤なのだということは、伝えていくべきでしょうね。

後生川 ありがとうございます。確かにそうです。ベンゾジアゼピン系には気をつけていただくように今後も伝えていきたいと思います。

井原　イギリスなどでは、4週間を超える投与を推奨していません。1980年代にすでにそういう勧告が出ているし、そういう薬剤なのです。

後生川　お薬が切れたら、というか切れるのが怖いから予防的に飲む。薬の効果ではなくって「飲む」という一連の行為に安心しているケースも多々あります。もしかしたらこの人、フリスクとかでもいいのかもって思うことも正直あるんです。

井原　そもそも、パニック発作は自律神経の一過性の嵐ですから、自律神経のリズムを整えなければ本当の意味で治療になりません。その方法とは、十分な睡眠と適度な運動、規則正しい睡眠・覚醒リズムにつきます。ベンゾジアゼピン系の薬剤は、パニック発作を治しているわけではなく、ごまかしているにすぎない。この薬剤は治療薬ではなく、ごまかしの薬にすぎないということは強調していいでしょう。

後生川　はい、そうですね。あと、朝の猛烈な倦怠感の原因は零時過ぎて服用する不眠時頓服薬の残りだったりするんです。そんな時間に飲めば薬が体内に残り、朝から起きられないのは当然のことです。
寝ぼけ眼で起きてみると家族は学校や仕事へ行っている、ひとり孤独に昼ご飯のような朝ご飯を食べる。こうなると生活リズムも整わなくなる。これが悪循環の始まりのパターンだと思うんです。

井原　不眠時頓服薬については、後生川さんのおっしゃるとおりです。中途覚醒の際に服用することは控えさせるべきでしょうね。

後生川　特に高齢者の薬剤治療は、それこそ使わないで済むなら、そうしていただきたいのです。

だって夜間の転倒事例もあり、ご家族も困惑されていましたからね。

高齢者の転倒後に見えるのは、骨折の可能性や残念ながら寝たきりの姿です。もう、うつ治療以前の問題にまで発展してしまいます。

だからご高齢のクライアント宅の訪問時は転倒防止のため、看護師目線で動線の確認、環境整備のアドバイスもしています。先生は高齢者の患者さんに対しては、どのようなことに気をつけておられるんですか？

井原　私は、高齢者の「うつ」に対しては薬で治しすぎないようにしています。効果のない薬でも副作用だけはあります。日中の眠気は「うつ」を一層悪くしますし、夜のふらつきは転倒を招きかねません。それで骨折してしまえば事態はますます悪化します。そんなことになるくらいなら、いっそ使わない方がましです。

後生川　高齢者なら内科や整形外科などのお薬も併用して飲まれていることが多いです。一週間のお薬カレンダーにセットされている状況は本当に色とりどり。あれを見るとやっぱり不必要なお薬は可能な限り飲まない取り組みが必要なんじゃないかって心から思います。

アンケート

—うつを克服（回復）したクライアントの声—

■アンケートの目的

このアンケートを行う目的は、うつ病がお薬だけでは回復が遅く根本的回復を目指すためには日々の生活習慣の見直しが必要であるということ。また仕事や家事育児で抱える課題問題はそれぞれあったとしても、日々の生活習慣（睡眠、運動、食事など）から見直すことで克服（または回復過程にある）できるという因果関係を検証することです。

■ご協力いただく内容

カウンセリングを通し自分自身で生活習慣の中で取り組んでみたこと。その結果改善できたこと、試行錯誤したこと、頑張ってみたこと、腑に落ちない事などお答えいただきます。

そして一番きつい時期を乗り越えたからこそ言えるリアルな言葉やメッセージを教えてください。今、まさに苦しい状況に在る方々へ回復の一歩、生きるヒントになると考えております。

■アンケートにご協力いただいた方

20代：女性１名・男性１名
30代：女性２名（A・B）
40代：女性６名（A～F）
50代：女性２名（A・B）／男性２名（A・B）
合計14名

《アンケートにご協力いただいた方上記14名の方には、「掲載同意」の承諾をいただいております》

<アンケート質問事項>

■問 1. 現在うつ病の診断を受けて、処方された薬を飲んでいますか

(1) はい………6 名　　(2) いいえ……8 名

■問 2. 過去にうつ病の診断を受けて、処方された薬を飲んでいましたか

(1) はい………10 名　　(2) いいえ……3 名
(3) 無回答………1 名

■問 3. 問 2 で『はい』と答えた方に質問です

(1) 当時飲んでいた薬の最大数は何錠ですか
・5 錠以下…5 名　・6 ～ 9 錠…1 名
・10 ～ 29 錠…1 名　・30 錠以上…2 名
・無回答…1 名

(2) 診断を受けてからどのくらいの期間、薬を服用していましたか
・1 年未満…4 名　・1 ～ 7 年…4 名　・10 年以上…2 名

■問 4.「うつ病」の根本的解決に、薬は必要だと思いますか

(1) 必要である……2 名
(2) 必要でない……7 名
(3) わからない……5 名

■問 5. うつ病克服のために、自分の「生活習慣」を見直すことは必要だと思いますか

(1) 必要である……14 名
(2) 必要でない……0
(3) わからない……0

■問6.「うつ病」克服に向けて、①食生活　②運動　③睡眠の項目について、あなたが具体的に実施したこと、気をつけたことを教えてください

◇20代　女性

①食生活

私がまず第一に取り組んだことは、〝ショウガ紅茶〟。朝起きてショウガをすりおろしてショウガ紅茶をいただく。そうすることで朝から下がった体温が上がり、ポカポカに…。冬でも夏でも季節に関係なく取り組んだ。ショウガをいただくことで冷え対策に。そして何より朝から、起きてショウガをすって飲めたという活動の事実もモチベーション維持につながった。

第二に〝ニンジンリンゴジュース〟。陰の食べモノは身体を冷やす。陽の食べモノは身体を温めることを知り、礼子さんに教えていただいたニンジンリンゴジュース。朝から自分のためにジューサーでニンジンリンゴジュースをつくり、ゆっくりいただく。

自分でリンゴを切り、ニンジンを切り、手間をかけてできたジュースはゆっくり飲むことができ、無添加のジュースとなり、私の身体をあたため、かつスムーズな排泄の手助けにもなったように感じる。

②運動

お風呂に入るのも、外に出るのもきつかった時期があった私がまずしてみたいことは着替え。〝着替え〟何でもないようなことで普段当たり前のようにしている着替えでも、当時の私には一苦労。意外とエネルギーが必要。洋服を選んで着替える。

例え外に出れなかったとしても、着替えられたら〝それでよし！〟と思って自分をほめたたえた。

次に、気をつけたこと→（今でも気をつけ実践し続けていることですが）入浴。これまた、何だか当たり前のことのようなことだが、ちゃんとお湯につかるということ。自分の身体は自分が思っている以上に冷えていて、お湯につかることで全身の血の巡りを感じた。また、入浴は疲労もする。この疲労が良い睡眠にもつながったと思う。外に出て運動できない日は入浴だけでもするようにしていた。

③睡眠

寝付けない！　中途覚醒！　朝起きれない！　の三拍子だったが、今では全くお薬に頼らず眠ることができ、夜が来るのが嫌でなくなった。まず〝眠りたい〟と思う身体をつくるために、いかに日中〝疲れることができるか〟を考えて可能な限り動いた。また頭がフル回転で寝付けそうにないときは、深呼吸をして〝あとは、明日考える〜〟と、良い意味であきらめるようにした。途中で起きてしまっても、焦らず〝ま！　いっか！〟〝眠くなったらまた寝よう〟と思うようにし、無駄に（笑）朝４時からのニュース番組などを見ていた。

朝起きれるようになったのは、お薬が減ったら段々辛くなくなってきたように感じるが、やはり一定時間眠れて、体温が上がってくると、起床がより可能になったように感じる。

◇20代　男性

①食生活

スナック菓子やカップラーメンを買わない、家に置かないように心掛けました。あるとついつい間食や夜食に食べ過ぎて、食生活のバランスが崩れると考えたためです。

②運動

無理してやりませんでしたが、まず家のベランダに出て日光を浴びました。それを続けていると次第に外へ出てみたいと思うようになり､近くの公園や神社へ散歩するようになりました。

特に神社への散歩はよく行き、手を合わせて神様にお願い事をして心を落ち着かせていました。

③睡眠

寝るときは、スマホを枕元に置かないようにしました。枕元にスマホがあると夜でもいじってしまい、夜の眠りの妨げになっていたためです。また、昼寝の時間を極力減らしました。

うつ当時は昼夜逆転の生活で、日中よく寝ていました。そのため、日中はできる範囲で散歩や読書をし夜に眠るという生活習慣づくりに努めました。

◇30代　女性A

①食生活

うつになって栄養の大切さを感じました。家事、育児最優先で自分の食事をおろそかにしていた事にうつになって気づきました。きちんと食べるようにしています。私の場合は､ヘルパーさんに来てもらって夕飯作りをお願いしたり、実家の母に来てもらっていました。

はじめはスーパーに乗せて行ってもらって買い物しただけでも疲れてしまったのですが、まずは買い物をしてメニューを決めるリハビリからしました（作ってもらうのは母かヘルパーさん)。

②運動

時間のある時は散歩をして太陽の光を浴びて、セロトニンつくられろー‼　って感じで歩いています。毎日の習慣にしたいです。食生活にも書きましたが、まずはスーパーへの買い物でした。買い物に何回か行くと少し自信もついて、近くのコンビニに歩いて行ったり、子どもと散歩したりして、少しずつ外へ出ていました。

③睡眠

これはいちばん気をつけていました。眠ることの大切さを知りました。子どもといっしょに寝るようにして早起きしています。私は寝れる！　と毎日自分にいいきかせて、寝る前に薬をならべて、「コレが減って、次はコレが減って…」とイメージしていました。

◇30代　女性B

①食生活

・汁物（うどん、みそ汁など）には何でも、「その場ですりおろしたしょうが」をたっぷり入れていました（チューブタイプよりもすりおろしに効果大）

・手抜き料理：1.〝レンジでチン！〟のピラフ、チャーハン、焼きおにぎり、うどんなど。　2.スーパーやお弁当屋さんのお弁当　3.お惣菜。

・台所に立てるための工夫：うどんや雑炊の量を多めに作り、朝はあたためて出すだけに調理の工夫をしていました。台所（特に冬場）は朝がなかなか起きられなかったため、調理前（起床後）はまず、しょうが紅茶を作り（しょうがは自分ですりおろしたもの）飲んで身体をあたため、エンジンを軽くかけてから開始。

・見直した食生活：体調を崩すとビタミン飲料をよく飲んでいましたが、それをやめました。カップ麺も時々食べていましたがやめました。ストレスで甘いもの（ケーキ類、チョコ）もよく口にしていましたがやめました。おやつでは(食べたくなったら）りんご。

・冷え症予防：食事は「自分ですりおろしたしょうが」を積極的に使い、飲み物は水か常温のお茶、あたたかいお茶、しょうが紅茶、根菜（にんじん、里芋、じゃがいもなど）をよく食べる。うどんよりそばです。

②運動

・散歩のきっかけ：保育園児の子どもがおり、平日は毎日送迎していた（徒歩10分程度)。買い物も徒歩（10～15分程）だったが、遠くのお店へ行くにも「子どもと時間を作れるかな」そんな思いで始めた（最初は10分とかでした)。元々運動傾向にあったわけではなく、うつになったことで一層動かなくなった。体重もUPし、今まで着ていた服が着られなくなったことで、うつを完治させるためには生活習慣の見直しをしないといけないと知ったから。

・室内でできることを始めたきっかけ：1. うつで何もできなくなり、散らかった部屋をみて、「キレイにしたい！」そう思って始めた。　2. 夕方、翌朝「足首がむくむ」ようになり、リンパマッサージをするように（現在は4キロ程痩せました)。

・ちょっと頑張ってみたこと：出かける時はJRやバスだったが、全てウォーキングに変えた。やり始めたらストレス発散になり、体重が少しずつ減り、入らなかった服も入るように。夜も布団に入るとすぐに眠れるように（眠剤も使わなくなりました)。

・今も続けていること:毎日のウォーキング、リンパマッサージ(入浴中、入浴後、「〜しながら」など)、断捨離。

・心がけていること:1.「ウォーキングしよう!」と…最初からガッツリ始めると疲れてしまうので、「子どもと一緒にお買物、お散歩」くらいの気分で。

2.「TVみながら」、「お風呂入りながら」の感じで5分くらいからリンパマッサージ。

3.カーテンを開け、天気がいい日はベランダへ出て日光を浴びる、窓を開けて空気を吸う。

・使っていたグッズ:冬のもこもこ靴下、ネックウォーマー、レッグウォーマー。

③睡眠

・眠剤が減るために試したこと:毎日のウォーキング(1日1時間、最初は近所へ買い物、公園などから始めました)。活動量UP(ウォーキング含め、部屋の断捨離、家の炊事、洗濯など)。

・変化した気持ち:「私も外を歩ける‼　いろんなことができるんだ‼」「スゴ〜い!」「大丈夫!　できるよ‼」の気持ち大。1.ウォーキング→ストレス発散、少しずつムリなくやせる自分に自信、達成感。　2.断捨離→広くなる部屋に心がスッキリ!モヤモヤがなくなった!

・寝る前に習慣化:照明は豆球または真っ暗。子ども(小学生)がドラマが好きで遅くまで見ていたため、なかなか眠れなかった。そのため、遅い時間のテレビは録画し、21時(遅くとも22時)には消灯。携帯は布団に入ったら見ない(画面のブルーライトで覚醒して入眠しづらくなるため)。

◇40代　女性A

①食生活

できるだけ自炊をして、野菜をたくさん摂取する。朝昼晩きちんと食べる。でも、これはある程度体調が良くなってきてからのこと。減薬開始当初は身体が減薬についていけず、OS1かウィダーインゼリーしか口にできなかった。それさえも、吐き気に耐えられず戻してしまうことが度々あった。吐き気止めを処方してもらい、ひたすら我慢した。

②運動

1日7000歩（当初は3000歩が目標でした）歩くこと。ウォーキングアプリをダウンロードして、1日の歩数を毎日メモし続けた。目標達成できなかった日は自己嫌悪で落ち込むこともあったが、現在は2～3日のスパンで調整し、平均で目標を上回れば良いと考えるようになった。現在の目標は1日1万歩以上。エレベーターやエスカレーターを使わず敢えて階段使用。はじめは踊り場ごとに立ち止まらないと息が切れて足も痛くなっていたのが3か月くらいからは速足で駆け上がっても平気になった。わざわざお金を払ってジムに通わなくても街中が無料のジムに。でも疲れている時には無理せず速攻地下鉄に乗る。

③睡眠

23時に寝て、7時に起きること。開始当初は全く実践できず、1日12時間以上眠ることが日常化していたため、これは無理だろうと思っていた。だが、医師やカウンセラーのアドバイスにより、「身体を動かして疲れさせて、その勢いで寝る」ことを意識していたら、睡眠リズムが整ってきた。

また、22時以降はスマホを手放すことも大切。睡眠日誌をつけると、変化を視覚的に把握することができるのでおすすめです。

◇40代　女性B

①食生活

食べる物を買いに行くことができなかったり、買い物にも行けなかったりで、食欲もなく、長引いているうちに栄養不足にもなり、主治医から味覚障害は亜鉛不足かもしれないと言われ、味覚外来を受診。

鉄・亜鉛不足で鉄剤やプロマック処方され改善したが、食生活の大切さを痛感しました。

②運動

１日をベッドの中で過ごす時期が過ぎて、できることは手を動かす手芸だったりピアノだった。いつからかあきてしまい散歩するようになった。最初は10分がやっとでしたが、多い日は１日２回30～40分歩くことが気分転換になっていた時期はありました。

③睡眠

ひたすら睡眠薬に頼って眠っていましたが、今は眠くなる作用のあるアロマオイルを足の裏に塗ったり、お風呂に入れたりしています。寝室にディフューズしていい香りにしておいたり。薬なしでは眠れなくても眠りが深くなった感じはします。

◇40代　女性C

①食生活

インスタントの食べ物を極力減らす。身体を温める食べ物（しょうが、根菜類）を多く摂取した。納豆、酢コンブ、ガムをたくさん食べました。

②運動

ひきこもり生活からウォーキングを心掛けました（仕事を始めるのにあたって開始しました）。ジャージ、靴もやる気がでる様、新調しました。肩こりもひどかったので軽いストレッチ、ダイエットは継続中です。整体にも通いました。

③睡眠

禁酒、寝る前にコーヒーなどカフェインを避け、最低でもPM11:00には寝るようにしました。整体の先生に頭が熱くなっていると寝付き悪いといわれ、冬でも水枕で寝ていました。

◇40代　女性D

①食生活

・甘いものを食べ過ぎないこと。

・お酒は飲みませんでした。

②運動

・朝日を浴びながらの散歩を毎日少しでも続けました。

・眠る前のストレッチも続けました。

③睡眠

・22：00頃に布団に入るように習慣づけました。

・最初はお薬の力を借りました。

・眠れるだけで、うつの症状はかなり改善されました。

◇40代　女性E

①食生活

・子ども３人＋夫のために、どうしても食事を作らなくてはならない…。思考が落ちて料理の手順が分からない。味覚もおかしい、買い物にも行けない。友人に相談したら宅配の「ヨシケイ」を紹介してくれた。少しお金はかかるけど、栄養バランスのとれた短時間メニューが解りやすく書いてある。子どもにも手伝ってもらいながら、いつしか楽しく料理をすることができるようになった。

・飲む点滴といわれる甘酒を手作りするようになった。身体を温めるために、しょうがパウダーをたくさん入れて、朝晩飲み続けています。

②運動

大好きなミスチルの曲をウォークマンに入れ、毎日5000歩を目指し歩きました。歩くとスッキリするし、その後に不安が減少し次の行動（買い物などの外出）に移れるようになった。今は、暇があれば歩くようにし、買い物先ではエスカレーターを使用せず階段を使っています。

③睡眠

睡眠を整えるのが一番大変でした。子どもが３人(下は３歳)まだまだ「ママ、ママ」だし、夜泣きはするし、寝相は悪いし…本当に眠れないときは夫の協力のもと、別部屋で少しだけ眠らせてもらいました。

薬を飲む時間を決め、その時間に向けてゆっくりお風呂に入ったり、温かいものを飲んだりしました。寝室はアロマを焚いたり、肌触りの良い毛布、枕を変えたりして自分の快適な空間作りをしました。

◇40代　女性F

①食生活

以前は好きだった甘いパン、お菓子、カフェオレなど、身体を冷やしそうなな物など、なぜか恐怖を感じ食べれなくなりました。食欲がまったくなく、身体が受け付けなくなりました。

自然にお味噌汁や魚など和食なら食べれると食の好みも変わりました。納豆、豆腐など大豆製品を摂る。プラス、礼子さんにしょうが‼　とすすめられるがまま、しょうがを毎日摂り入れるように心がけました。

②運動

眠れない日が続いていましたが、夜は少しでも眠れるように…と、朝から昼に太陽の光を浴びて小さな子どもをベビーカーに乗せ、気分がすぐれない日も思い切って外に出て歩くようにしました。

そのとき「あっ！　ここに花が咲いている」「キンモクセイのいい香りがする」など、自然を意識し少しでも何でもない普通のことに感動したり、楽しみをみつけたりしながら歩くように心掛けました。今も自然を意識することで季節の変化を楽しみ、いやされたりしています。

③睡眠

眠れないことがこんなに苦しいとは思っていませんでした。苦しさから解放されたく、睡眠にいいといわれるものはいろいろ試しました。アロマを焚いたり、ホットミルクを飲んだり、リラックス効果のあるCDを聞いたり、スマホを遠避けたりしていました。もちろん病院からの睡眠薬もかかせませんでしたが、ただ飲むだけでなく、薬を飲むときは「これを飲めばしっかり眠れる」と暗示をかけるといいよ！　と礼子さんに教えてもらったことを実践していました。

◇50代　女性A

①食生活

「うつ病」と診断されてとにかく食欲が全くなくなりました。体重が１週間で６キロも減少し、脱毛が激しくなり臭いがわかりづらくなり、ひどい目の下のくまが表れ、尿もれが起こるなど、身体のあちこちに不調が表れました。

これはまずいと思い、朝食に何とかゆで卵とバナナ、玄米（茶碗半分）を口に押し込んでしのぎました。また、体重減少で冷えがひどくなったので、礼子さんおすすめの生姜をハチミツと一緒にお湯で溶かして飲んでいました。おかげで、冷えをあまり感じる事がなく済みました。

②運動

とにかくだるくて、散歩はもとより家の中でもほとんど動くことができませんでした。うつ状態もだんだん悪くなっていきました。そんな時、礼子さんに教えていただいた井原教授の診察を受けることができ、「とにかく不活発すぎる」と指摘を受け、最初は無理矢理家の中でふみ台運動を少しずつやってみました。すると、以外にやり始めると動けることがわかりました。たとえ家の中でも運動することで、不安感を減少させることもできました。とにかく、最初は無理矢理でも身体を動かしてみると以外にできるものだとわかりました。

③睡眠

「うつ病」と診断され、夜は睡眠剤を使用で、少し眠れますが、昼間はとにかく眠くて眠くて仕方ないのですが、横になっても１秒も眠れませんでした。本当につらかったです。

しかし、礼子さんより「昼間は横にならないようにしましょう」と言われ、なるべく横にならないようにし、その分ふみ台運動にあてていましたら、夜の睡眠剤も少しずつ減っていき、昼間も少しウトウトできる時間も増えました。

◇50代　女性B

①食生活

・知り合い宅で食べた夕食がハムエッグ。これが夕食、カルチャーショック！　これなら自分にも出来るかもしれないと、出来る料理から始めてみようと（もちろん家族はエッ?!　と）それから少しずつ家族で意識改革へ。

子供たちにも日常が急に変わることへの適応能力が付いたのではないかなと。今となっては出来ない事はNO！　でも少しの無理が今では背中を押してくれるようになりました。

②運動

・毎日風邪をひいていました。下痢も毎日で仕事も運動も一旦区切りをつけました。なのでセカンドオピニオンで諦めかけた気持ちをもう一度奮起させてしっかり治そうと気合いを入れました。そして３年苦しんでいた症状が随分楽になり体重も増えテニスも上手になろうと週２、３回頑張っています。風邪も下痢もほとんど無くなりました。

③睡眠

・少し思考力が働き始めたころ、自分の寝室を心地よく片付けたいと思いました。香りも好きなものを見つけ自律神経を整えるCDをかけて日記を今日の反省、今日良かったこと、明日への目標を書きました。

家全体で目障りだった場所や家で気になっていた場所を心地よく自分でコツコツリフォームし気力がわいてきて明日への楽しみや希望・目標を考える様になり相乗効果なのかある程度眠

れるようになりました。

◇50代　男性A

①食生活

うつ病になり体重が10キロ増えました。ご飯を減らし炭水化物をあまり食べないように気をつけております。朝、昼、夜と毎食食べ、特に夕食後は何も食べないようにしております。特にお菓子類を食べないようにしました。

②運動

後生川さんのカウンセリングの中で運動の項目がありました。29年5月の時でした。初めての運動カウンセリング。新緑香る5月、それはそれは気持ちよく精神的にも、肉体的にもとても良い影響を受けました。

その後も一人で散歩コースを決め実行しております。

③睡眠

後生川さんから指導を受け、昨年の11月15日から睡眠日誌をつけております。これは私の健康バロメーター。うつ病患者にとって一番大切なこと。一目でわかる基礎睡眠‼　病院の先生からも教えてもらえなかったことを、後生川さんから習い教えていただきました。後生川さん本当にありがとうございます。

昨年12月、東京カウンセリングで井原先生の所に受診した際、お墨付きを頂戴しました。後生川さん、同行時は本当に感謝申し上げます。今となっては私の財産となっております睡眠日誌！　この文面を読んでいる皆さま、是非ともお勧めいたします。うつ克服への第一歩過言ではありません。

◇50代　男性B

①食生活

・苦しかった頃：ガムには感謝している。唾液を出すこと。リズミカルに口を動かすこと。ありがたかったなぁ。自然に身体が欲し、それを許してあげていた自分が良かったと思う。

・今も続けている：生姜はちみつ漬け。熱いお湯で溶かし、ゴクゴク飲み、ポリポリ生姜を食べる。身体が温まるだけでなく、かぜをひかない寒さに強い身体になった。

・大便すっきり：夜は納豆、朝はくだもの・野菜、昼はおにぎり弁当。３食しっかり食べていると自然と午前中に元気なうんち…これがうれしい。

②運動

・お風呂にも入れなくなっていた。入れるようになって初めてお風呂好きだったんだと感じた頃のことは忘れられない。しわくちゃになった手のひら、指を見ることができた喜び、今も覚えている。

・床にすわって固い身体を楽しむ。おっ！　すわれている、少し前屈みもできた。ほんの少しの変化がうれしかった。

・少し、書いたり読んだりできるようになったら、それだけでうれしかった。ちょっとでも疲れたなと感じることができたら、背を伸ばして肩を後ろへまわして、肩甲骨体操…これは今も業務中やっている。

③睡眠

・とにかく夜がきらいだった。次の朝がまたやってくることがいやだった。死ぬことばかり考えていた。その頃はどうしようもなかった。なにもできなかった。それはそれで良かったのかもしれない。寝れないなら寝れなくてもいいやと思える状態まできたら、何か工夫しようと思えるようになった。

・指先を一つずつなでたり、つぼを押したり、今日うれしかったことや、小さな小さな些細なこと、できたことを一人喜んだ。

・私は夢と希望、そして光ですと呪文のように唱えた。

・ベッドの上でストレッチをした。深呼吸した。マインドフルネス瞑想した。

・次の朝がやってくることが楽しみになると、眠れるようになった。

問６：「うつ病」克服に向けて、食生活・運動・睡眠の項目において、あなたが具体的に実施したこと、気をつけたことを具体的に教えてください。

食生活

私がまず第1に取り組んだことは、"ショウガ紅茶"。朝起きてショウガをすりおろして
ショウガ紅茶をいただく。そうすることで 朝から下がった体温が上がり、ポカポカに…
冬でも、夏でも、季節関係なく、取り組んだ。ショウガをいただくことで、冷え対策に
そして、何より、朝から、起きて ショウガをすって 飲めたという行動の喜びも、モチベーション
維持につながった。第2に、"ニンジンリンゴジュース"。陰の食べモノは、身体を冷やす
陽の食べモノは、身体を温めることを知り 私は〇さんに教えて頂いたニンジンリンゴジュース。
朝から、自分の為に、ジューサーで、ニンジンリンゴジュースをつくり、ゆっくりいただく。自分でリンゴを
切り、ニンジンを切り、手間をかけてできたジュースは、ゆっくり飲むことができ 無添加のジュース
となり、私の身体をあたため、かつ、スムーズな排せつの手助けにもなったように感じる。

運動

お風呂に入るのも、外に出るのも きつかった時期があった私が まずしてみたことは
着替え。"着替え"。何でもないようなことで普段当たり前のようにしている着替えでも、
当時の私には、一苦労 意外と、エネルギーが必要。洋服を選んで、着替える。例え、外に
出れなかったとしても、着替えられたら、"それでよし！"と思って自分をほめたたえた。
次に、気をつけたこと→今でも気をつけ実践し続けていることですが、入浴。これまた、何だか
当たり前のことのようなことだが ちゃんとお湯につかるということ。自分の身体は、自分が
思っている以上に、冷えていて、お湯につかることで 全身の血の巡りを感じた。また、入浴は
疲労もする。この疲労が、良い睡眠にもつながったと思う。外に出て運動できない日は
入浴だけでもするようにしていた。

睡眠

、寝付けない！中途覚醒！朝起きれない！の三拍子だったが 今では全くお薬に頼らず
眠ることができ、夜が来るのが嫌でなくなった。 まず、"眠りたい"と思う身体を
つくる為に、いかに、日中"疲れることができるか"を考えて、可能な限り、動いた。また、頭が
フル回転で寝付けそうにない時は、深呼吸をして"あとは、明日考える～"と、良い意味
で、あきらめるようにした。途中で起きてしまっても、焦らず、"ま！いっか！""眠くなったらまた寝よう"
と思うようにし、無駄に朝4時からのニュース番組等を見ていた。(笑)
朝起きれるようになったのは、お薬が減ったら段々辛くなくなってきたように感じるが、
やはり、一定時間眠れて、体温が上がってくると起床が、より可能になったように感じる。

●アンケートにお答えいただいた方の「自筆」のコピー

○鏡が見れるようになった頃 それだけでうれしかった。女性用のコンパクト鏡を買って机の上に置いた。時々見た。へんな顔と言いながら笑った

○洗面 朝 鏡を見ながら、おもいっきりへん顔した。顔のお肉を精一杯うごかした。

○おふろの中で わりばしを口にくわえ笑顔の練習をした。自分が見てない そんなことをしている自分を許してあげた。喜んであげた。楽しんだ。

問6：「うつ病」克服に向けて、食生活・運動・睡眠の項目において、あなたが具体的に実施したこと、気をつけたことを具体的に教えてください。

食生活

○苦しかった頃 ガムには感謝している。唾液を出すこと。リズミカルに口を動かすこと。ありがたかったなぁ。自然にからだが欲っし、それを許してあげてた自分がよかったと思う

○今も続けている 生姜はちみつ漬け。熱いお湯で溶かし、ゴクゴク飲み、ポリポリ生姜を食べる。からだが暖たまるだけでなく、かぜをひかない 寒さに強いからだになった。

○大便すっきり。夜 納豆、朝 くだもの、野菜、昼 おにぎり弁当。3食しっかり食べてると 自然と 午前中に 元気な うんち。これがうれしい。

運動

○おふろにも入れなくなっていた。入れるようになって、お風呂好きだったんだと感じた頃のこと忘れられない。しわくちゃになった手のひら、指を見ることができた よろこび 今も覚えている

○床にすわって 固いからだを楽しむ。おっすわれている。少し前かがみできた。ほんの少しの変化がうれしかった。

○少し書いたり読んだりできるようになったら それだけでうれしかった ちょっとでもつかれたなと感じることできたら首をのばして肩をうしろへまわして、肩甲骨体操 これは今も業務中やっている。

睡眠

○とにかく夜がきらいだった。次の朝がまたやってくることがいやだった。死ぬことばかり考えていた。その頃はどうしようもなかった。なにもできなかった。それはそれでよかったのかもしれない。ねれないならねれなくてもいいやと思える状態まできたら 何か工夫しようと思えるようになった。

○指先を 1つずつなでたり、つぼを押したり。今日うれしかったことや小さな 小さな 些細なこと できたことを ひとり喜んだ。

○私は夢と希望、そして光ですと呪文のように唱えた

○ベットの上で ストレッチした。深呼吸した。マインドフルネス瞑想した。

○次の朝がやってくることが楽しみになると ねむれるようになった

○ある時は、ねることより、よし明日は9時に起きるぞ。○ よし 8時半は○…
…… スモールステップでできそうなことを目標にして できたことを喜んであげた。自分のからだがよろこぶようにしてあげている これは今も

●アンケートにお答えいただいた方の「自筆」のコピー

■問7：あなたが病気になる前と、克服（回復）後での気持ちの変化があれば教えてください。

◇20代　女性

・まさか自分がうつ病と診断されて安定剤をのみ睡眠薬を飲む生活を送るとは思っていなかった。毎日毎日「どうして普通でいいのに何で自分なの?!」と悲観的だった。真っ暗なトンネルの中で先が見えなくて不安だった。克服後、あの時自分が思っていた「普通」って何なのか？　普通に息が出来てご飯が食べられて眠れることが、いかに幸せなことだったのか学ぶきっかけになった。いかに生きる事が奇跡なのかを感じさせられた。

◇20代　男性

・やりたいことを我慢せず自分自身に素直になって生きて行ける様になりました。うつを経験するまで私は周囲からの評価や世間体ばかりを気にして本心を押し殺していました。周囲の期待に応えるだけの生き方だったわけですが、うつの経験を通じて自分自身の生き方を見つめ直すきっかけとなりました。自分の為ではなく周りの人の為の生き方だったことがうつの引き金になったと、今ならそう思えます。

◇30代　女性A

・自分の事を大切にしてあげられるようになりました。うつになる前より自分の事は大切にしているつもりでしたが今は「本当に自分を大切にしてあげる」という言葉の意味が分かった気がしています。うつ病は誰にでもなる可能性があると心の底から思いました。自分がなるまでは、むしろ私は絶対うつにならない性格だと思っていました。

◇30代　女性B

・病気になる前は常に完璧思考で納得いくまでやり遂げていたし、うつは「治らない病気」「治ったとしても再発する」「脳の病気」と思っていました。今は「健康より大切なものはない」という事に気づけ想い通りに出来なくても自分を褒めて優しい言葉をかけられるようになりました。睡眠時間確保、１日の予定を詰め込みすぎないようにしています。

◇40代　女性A

・精神科に入院していた７カ月前は「両親が死んだら私も死のう」「それまでは病院に入院して障害年金もらって（必要であれば生活保護受けて）」と思っていた。現在は人の役に立てる仕事を持ち自分の足で立つことを目標に日々過ごしている。薬が減ると不思議とそういう思考回路に変化してきた。

◇40代　女性B

・うつは辛い、悲しい、死にたいという悪循環から抜けられなくなります。でも死ねなかったから今を生きているだけ…と最近まで思っていました。本当に生き返らせてくれる人はいつも他人だったと思います。高校時代の恩師だったりアロマに導いてくれた女性、アロマの先生、カウンセラーも。

◇40代　女性C

・当たり前に生活していた事が本当は当たり前では無かった

と、1日1日を大切にしていきたいと思いました。自分がパンクしないように心身を休ませる大切さに気が付きました。無理をしてはいけないという事も。

◇40代　女性D
・無理をしなくなった。自分に厳しいところがあったが完璧を目指さなくなった。他人にも自分にもダメな部分があってもOK と思えるようになった。

◇40代　女性E
・いつ誰が、どんな原因で発症してもおかしくない病気だと知りました。経験してみて苦しみを知りました。家族の大切さを知りました。友人や他人の暖かさを感じ感謝の気持ちの心を知りました。克服し何事にも強くなりました。他人軸だったのが自分軸に戻り自分が好きになれました！

◇40代　女性F
・食生活や運動と同じくらい気持ちの持ち方も凄く大事だと思うようになりました。感謝の気持ちを持つことはもちろん嫌なことあった時や PTA 活動の嫌な仕事があたってしまった時でも「嫌だ､なんで」と思うより「この事は今の自分に必要だった事」と思うようにしたり人にそっけない態度をとられたりした時「あの人は私の事が嫌いなのかな」と思うより「あの人も大変なことがあって余裕がないのかな、可哀そう」と思うようにしたり少しでもプラス思考に考えられるようになりました。

◇50代　女性A

・「絶対うつにならないタイプ」と思っていました。しかし冷え症なのにシャワーで済ませたり、睡眠時間もあまりとらず食生活にも気を使わず運動も殆どしませんでした。そんな時、持病の悪化であっという間に「うつ病」になってしまいました。同じような症状でもうつになる人ならない人もいる中、自分の身体はそれに耐えうる身体ではなくなっていたという事を思い知らされました。

◇50代　女性B

・人生思いもよらぬ崖があるものなんだなぁと。信じていた事が一夜で崩れてしまい受け入れる事が出来ませんでした。正直いまでも切なくなりますがそれは時間がかかることなのでしょう。人というのは当たり前だけど色々、表面上の顔、笑顔の中の顔、心の中の顔で想像も出来ない様な思考の人間がいてそれは心の病だという事。それをずっと一人で抱え込み苦しんでいる人がいる。そんな人たちを私は助けたいと思うが、なかなか変わることが出来ないでいる。

◇50代　男性A

・現在克服前ですが気持ちに大きな変化がありました。心の病は第三者の力が必要、理解者が必要です。

◇50代　男性B

・私はうつ病というものが理解できなかったので診断された後「うつ病なのかもしれない」と保健師にポツリとこぼした。なんでそんな事を言うのだろうと、その時は少なからず思っていたけど今思うと、本当にうつ病になって良かったと思う。うつ病に感謝したい。今も決して精神病というものを理解している訳ではない。ただうつ病を克服して得た私の財産は本当に有難いと感じている。これは紛れもない事実。それだけはハッキリと言える。

■問８：あなたが「今」だから言えることがあれば教えてください

◇20代　女性

・あの時あんなに沢山きつくて苦しかったのに、今はうつ病になってから分かったことが沢山あるという事。あの時の苦しさがあるから大切な人がどれだけ大切か、大切な人を大切にする事はとても難しいけれど例えば家族と食べるご飯の時間を大切にしようと思った。今、その時間はかけがえのない時間だと思える。当たり前が当たり前ではなくて凄いことだと思える。歩けることは決して当たり前ではなくて凄いことだと思える。今だからこそ当たり前だったことに感謝出来る。

◇20代　男性

・うつになって良かったです。療養中は希死念慮が強く、いつ死んでもいいと強く思っていました。実際にあの世まで30㎝手前の崖の上に立ったこともありました。ですがその時ふと頭をよぎった考え方「いつ死んでもいいのなら、いつ死んでもいいようにやりたい放題の人生にしてやる！」と思えたのもうつの経験のおかげです。今はその想いを原動力に毎日身軽に生きています。

◇30代　女性A

・辛かった時には本当に消えてしまいたいと思っていました、でも今は全く思いません！入院中は辛くて辛くて病院出るときには、きっと私はこの世にいないんだ…と本気で思っていました。でも礼子さんの本に出逢って「治るんだ！」と分かった時からわずかに光が見え始めました。

◇30代　女性B

・目の前にいる主治医だけが医師ではありません。治療に疑問、不信感、聞きたいことも聞けないなら迷わず変えてください。「今通っている病院、主治医、治療方法が絶対正しい」とは限らないのです。

◇40代　女性A

・1日30錠以上もの薬を服用していた私が減薬開始時当初その数を半分に減らされた。そのことに心も体も慣れるのに２～３か月かかった。毎日吐き気に襲われ食事もろくに喉を通らず動き気にもなれず。「お医者さんは簡単に薬を減らすけど実際にきつい想いするのは私なんだから！医者は楽でいいよね！」と恨む気持ちもあったけど、だからと言って今更薬を増やしたいとも思わなかった。結果７カ月後の現時点においては服薬していないのでお医者様には感謝しています。自己流の減薬ではなくお医者さんの判断のもとの減薬ならば間違っていないはず、との思いもありました。

◇40代　女性B

・子供のころ好きだった事は自分に合っている、今あなたが苦しいのはやりたい事が出来ていないからだと。昔、心理療法の先生から言われました。今はその通りかもって思います。ちなみに子供のころに好きだったのはエレクトーン♬

◇40代　女性C

・私はうつになってよかったとは思っていません、その代償があまりにも大きく、当時うつ発症したときに勤めていた会社の人に街で会ってしまうのが怖いからです。ただ根本的な人生観が変わったのは確かなのです。

◇40代　女性D

・うつになった時には出口の見えない所に入ってしまったようで苦しく絶望や恥ずかしさも感じました。自分の中でうつ病になってしまった事を認めることに抵抗しましたが、弱い自分や出来ない自分にも OK を出せた時、楽になりました。

◇40代　女性E

・眠れること、食べられること、外出する事、当たり前だと思っていた日常。その当たり前が有難く幸せなことだと気付かせてくれたうつ病に、感謝です。

◇40代　女性F

・うつ病のあの、何とも言えない辛い状況は、なった人間にしか分かりません。経験者である礼子さんと出会えたことは本当に有難かったです。なにも考えられない、何もできないながらも礼子さんを見つけ出せたことは奇跡でした。辛いときにも「治るのなら…」と何かにすがりたくなります。その時、何に出逢うかで、その先治るのか治らないのかが決まると思います。今つらい症状の人達が、本当に必要なことに出会えるよう願っています。

◇50代　女性A

・まだ完治とは言えない状態ですが約1年前は自殺を考えていました。もう本当に「やばい」とおもい藁をもすがる思いで新聞で知った礼子さんの本を思い出し拝読し思いきって電話をしました。礼子さんの声を聞いた時に、今まで泣けなかったのに涙が出てきたのを思い出します。カウンセリングをして頂き今ではテレビを見て笑えるようになり、泣けるようになり旅行も行きたいと思えるようになっています。活発に運動する前まで血行不良のせいか、くまやニキビで外出するのが嫌でしたが運動するようになって、くまも薄くなりニキビも小さくなり、だんだん「うつ」になる以前の状態に戻ってきている事が本当に嬉しいです。

◇50代　女性B

・結婚している身ですが主人以外の男性を愛しました。自分で蒔いた種なのに体調崩し家族に沢山心配かけました。でも全身全霊で愛せた経験が出来て1生の宝物だと思いました。でもうつ病は奈落の底だと感じます。これ以上の地獄があるのでしょうか、でも這い上がれないと思っていた底から這い上がりつつあるある自分を褒めたいと思います。病気になった時50年間で身に着けていたものが殆ど剥がされ12歳の子供の様に戻ってしまいました。苦しみの底から這い上がるときには昔の50歳の自分プラスαで地上に出てきたいと思います。そうであればいいなと思います。そしてやはり私は愛した人を憎むことは出来ません。憎んでしまうと自分の人生をも汚してしまいますもんね。

◇50代　男性A

・人との出逢いによって人生観が変わりました。生きる喜び、目標ある人生を生きる事、カウンセリングですべて教えて頂きました。

◇50代　男性B

・うつ病になる根本原因はそれぞれ異なる。そこに気付いて欲しいと自分自身がどこかで欲しているから、うつ病になるのかもしれない。これに対処しようとすると薬が必要になる。というかそんな薬必要ない。私も今こうして死なないで鉛筆を持ち思考が働き、字が記せる。この幸せに感謝。死ぬことばかり考えていた自分を何とかしたいと思い始めたのも自分、一つ一つ積み上げてきたのも自分、当たり前が当たり前でない事、どんな些細な事に対しても喜びを感じる事が出来る様になったのも自分、全く同じ事でも自分の状態により、感じ方が変化すること知ることが出来た自分。これからの自分が楽しみだ。

問7：あなたが病気になる前と、克服後での気持ちの変化があれば教えてください。

病気になる前は、自分も周りの人も「絶対うつにならないタイプ」と思っていました。しかし、冷え症にもかかわらず、シャワーのみで過ごし睡眠時間もあまり取らず、食生活にも気を使わず、運動もほとんどしないまま過ごしていました。そんな時持病の悪化で毎日暗い気持ちになっていましたら、あっという間に「うつ病」になってしまいました。同じ様な症状でも「うつ病」にならない人もいる中、自分の体はそれに耐える体ではなくなっていたという事を思い知らされました。

問8：あなたが“今”だから言えることがあれば教えてください。

まだ、完治とは言えない状態ですが、約一年前には、自殺を毎日考えていました。もう本当に「ヤバイ」と思い、わらをもすがる思いで新聞で知った礼子さんの著書を拝読し、思い切って電話しました。礼子さんの声を聞いた時、今まで全く泣けなかったのに涙が出て来たのを思い出します。カウンセリングをしていただき約8ヶ月後の今では、テレビを見て笑える様になり、泣ける様になり、旅行にも行きたいと思える様になっています。
又、活発に運動する前まで、血行不良のせいか目の下にすごいくまができ、いい年をして顔に大きなにきびをつくり、本当に外出がいやでしたが、運動する様になって目の下のくまがうすくなり、にきびも小さくなり、だんだん「うつ」になる以前の状態にもどって来ている事が本当にうれしいです。

●アンケートにお答えいただいた方の「自筆」のコピー

■問9：社会に対して、あなたが伝えたい想いはありますか

◇20代　女性

・「うつ病」は外見からパッと見ではわからない。当時はどうしてこんなにきついのに他の人には伝わらないんだろう。これまでは、怠けている、甘えていると思われてしまうと思われてしまうと思っていたので松葉杖でも持っておきたい気分だった。つまり社会の中にはパッと見でもわからないけれど、とてもキツイ苦しい想いをしている人がいる可能性があるという事。だからこそ、もう少しだけ社会が優しくゆっくりなればいいなと思う。時間に追い詰められず人間関係に追い詰められず、あと少しだけゆっくり何かがゆるめばいいなと思う。

◇20代　男性

・うつ病の人に対して家族や職場の人などの理解、温かいサポートが充実してほしいです。うつ病は気の持ちようだとか、怠け病だとか単なる甘えだという偏見を持ってほしくない、また「人は辛くても頑張っているんだから、あなたも頑張りなさい」と周囲と比較して説得するのは、やめてほしいです。

◇30代　女性A

・私がうつになって実家、義実家、友達、沢山の頼れる存在があって本当に助かりました。主人は忙しい仕事ですが職場の上司の方も理解して下さり夜勤をなくしてくれたり早く帰らせてくれたり本当に助かりました。また娘の幼稚園でも私が迎えに行けなかった時期は主人の仕事が終わるまで預かってくれた

りしていました。うつの人たちへの社会サポートは必要ですが周囲からの「家族へのサポート」も大切さを感じました。

◇30代　女性B

・社会復帰に至るまで通院中は何件も病院を変えました。うつ病に対しての偏見、差別は間違った知識ばかりが広がっていて根付いていると感じます。一般人のみならず医師を含めた医療従事者にも生きていくうえでも生活をする事は必要です。でも睡眠時間を減らし残業することが偉い、当然少し休めば「社会人として健康管理が出来ていない」と言われます。「仕事と休息のバランス」を考える事がうつ病や予備軍を社会に増やさない事だと私は伝えたいです。看護師として勤務し当事者になった私でさえそう思います。

◇40代　女性A

・うつのまま仕事を続けダウンする度に周囲の方々にフォローに回ってもらい多大なるご迷惑をおかけしました。うつのまま仕事をしていて良いことは一つもありません。完全に克服し更に心も体もリバウンドしない状態になってからは、社会貢献に励みます。

◇40代　女性B　　無回答

◇40代　女性C

・うつ病で自殺する人が多いので、社会には偏見があります。ただ治るという認識をもってほしいと思っています。克服後の報告で実母には「軽かったから治った」と、義理母には「再発しやすいから気を付けて」と言われ悲しい気持ちになりました。

◇40代　女性D

・うつは他人事ではなく誰もがかかる可能性があるものです。

◇40代　女性E

・精神科へ通っている事、うつ病である事を公表する事の難しさと偏見を感じました。生涯に一度うつ病を経験する人は15人に1人の世界。もう少し楽に考え精神科病院も行きやすくオープンな環境作りをしてほしいと思います。そして、うつ病への理解、なかなか治らない病気ではなく「治る病」であるという事。経験した人がもっと気軽に話をして、どうやって治したのか知恵と知識を伝えていくことが大切だと思います。

◇40代　女性F

・うつ病だった人が克服し社会復帰するときに「あの人、前にうつ病だったらしいよ」と偏見を持たれるのではなく「あの人はうつ病を克服できた凄い人らしいよ」と逆に尊敬の目で見られるくらい、うつ病を経験した事は沢山の事を学べた人だという事を多くの人に知ってもらいたい。そして子育てママさんには、ただでさえ忙しい日々の中、無駄なPTAの仕事が多すぎてそれが一番の悩みの種にもなる。親も子供たちも忙しくなっていく世の中、学校やボランティア行事も少しずつ改善できるといいなと思う。

◇50代　女性A

・日本の精神医療の実態をテレビ等でよく見ますが、やはり薬に頼る医療が主流になっていると思います。私が診断受けた1件目の病院では薬が変更されたり増薬されたりしても一向に良くならず２件目も同様でした。３件目の井原教授に診察して頂いてお薬を減薬して頂き、身体も動かすようにしてようやく良い状態に向かっております。やはり薬だけでは治らないことをもっと社会が知るべきだと思います。

◇50代　女性B

・社会や家族があまりにも鈍感で、無関心だと感じます。私の家族も助けてくれませんでした。友人家族がうつ病にかかったという例を３つ知っていますが、うつ病本人以外が薬の管理をしていたことは聞いていません。私も当然病院へ自分の車で行き薬も自己管理していました。どうぞご家族の方も医師の話を聴き理解を深め、特に薬の管理は思考力のなくなったうつ病患者に関わっていって欲しいと思います。それと障害者自立支援を長い間知りませんでした。現在は金銭的に助かっています。

◇50代　男性A

・すべてはあなた次第です！　一人で悩む必要はありませんよ！　うつは治る病気です！

◇50代　男性B

・社会も一人一人の集まり。うつ克服へ向けて取り組んだ1年あまりで色々な社会に触れた。きっと今触れているこの社会が私にとって必要な社会。刻々と変化するのだろう、楽しみです。少なからず自分は自分として堂々と生きていきたい、一人でも二人でも何か気づく人がいたら嬉しい、本当の優しさは自分らしく生きる事なんだろうな。

■問 10：現在、まさに「うつ病」で真っ暗なトンネルの中にいる人へ。克服へ向けて頑張っている人へ、一言メッセージをお願いします

◇20代　女性

・現在きつくて、苦しくて、寝れなくて、食べれなくて、食べ過ぎてしまって…どんなに先が見えないトンネルの中にいても「絶対大丈夫」。どこにそんな根拠があるのか？　それは当時私も思っていた事。だけど、人間の治癒力、人の力をあなどってはいけない！　あなたは一人では絶対ないから。ぜったい大丈夫。いつかきっと「あの時はきつかったね…」と過去にすることが出来る。うまく言葉にはできないけれど、生きていてくれて、ありがとう！

◇20代　男性

・今は真っ暗で先の見えないどん底へいても、いつか絶対に這い上がれます。その真っ暗な世界を照らしてくれる光は、ふとした時に現れうつ病の回復の手助けをしてくれます。無理にうつ病を治す必要はありません。一つ一つの無理なくできる事から始め、ゆっくり焦らずうつ克服に取り組んでみてください。

◇30代　女性A

・まさか自分が…うつになった時には本当に衝撃でした。何も感じない、愛する我が子が目の前にいるのに。見れていた、聞いていた、触っていた感覚が全くないのです。何も感じないのです…ただ感じるのはその事実を突きつけられた衝撃だけで

した。こんな嫁でごめんね、こんなママでごめんね、こんな子供でごめんね（母へ）、当時は本当にこの世から消して欲しいと思っていました。でも礼子さんの本に出逢い、うつは治るんだ！　治ってこんなにも元気な人がいるんだ！　そう思えた瞬間わずかに光が見えたのです。

そして約1年、少しずつ自分を取り戻し私は今とってもHAPPYです！　あの頃からは考えられません。1年前の自分、家族や友達からのラインに絵文字を入れる事すらできませんでした。でも今は違います！　うつになってうつから学んだ事沢山あります。自分を大切にする、この言葉の意味をうつになって初めて心の底から分かった気がします。だからあなたも大丈夫です！　1年後はきっとこの言葉の意味が解ります。トンネルは開けます！　そしてトンネルが抜けたらうつになる前の自分より好きになっている！　絶対大丈夫‼　しんどい時から考えると考えもつきませんが本当です、感覚戻ります！　変わったのはうつになる前より健康になったという事ですかね。治る治る治る！毎日鏡を見て笑顔で行ってみてください、頑張れ～！　大丈夫！

◇30代　女性B

・今日を生きてください。眠れること、だるくて身体が動かせない事、何の意欲もなくボーッと1日中横になっていた日々、7年以上です。良くなったかと思えば翌日は体調不良。その繰り返しだった時もありました。地獄に突き落とされた気分も何回も味わいました。「なぜこんな人生に⁈」いつもそう思っていました。

生きていれば必ず「あの時生きていて良かった」そう思える

時が来ます。どうかどうか…生きていてください。私は2児の子育てママです。「子供の為に克服する！こんな人生で終わってたまるか！」夜に子供の寝顔を見ては泣きながら「明日も1日頑張るぞ！　生きるぞ！」と心に決めて今に至ります。生きる事をあきらめないで、やめないで！

◇40代　女性A

・1年5カ月前、精神科病院に入院していた私は自分の首に果物ナイフを刺し自殺を図りました（すぐに看護師さんへ見つかり12針縫われ閉鎖病棟へ）。今は断薬成功し新しい夢に向かって海外にて勉強及び体調の最終調整中です。薬を飲み続けていたら今はなかったと思います。井原裕先生を見つけてくれた母に感謝。15年2カ月もの間、薬を飲み続け精神病院へ入退院を繰り返し、それでも最後は病院で自殺を図った私。日本の精神医療って一体…。

◇40代　女性B

・再発するかもしれないけど治らない病気ではない。原因が自分以外にあるなら難しいかもしれないけど自分の中に原因があるとしたらどうにでも変われる気がする。家族も大切だけど他人の優しさに人は癒されて生きていけると思います。

◇40代　女性C

・克服したらキラキラした世界に戻るとおもっており療養中の人と克服した人の差は天と地ほどあると思いました。しかし実際克服してみるとお金、子育て、仕事、健康あらゆる問題は相変わらずあります。でも必ず治るという気持ちがあれば必ず光はさします。どうか頑張ってください！

◇40代　女性D

・自分を責める気持ちや心細い気持ち、色々頭の中でグルグルしていると思います。どうかできない事、ダメな部分があってもマル、少しでも出来た事にもマルを付けてあげてください。

◇40代　女性E

・「必ず治る‼」そう心に決めてください。未来を決めた時、必ず人生の歯車はその方向へ回り始めます。きっと大丈夫。経験者が言うのですからコレ本当です！

◇40代　女性F

・今、うつの辛い症状で真っ暗闇にいても、諦めないでください。大切な人の為、自分の為、絶対治すぞ！　と決心したら少しずつ楽になってきて、きっと明るくなってきます。治ると信じてやることを少しずつやってみて下さい。それがリハビリになって頭と身体が動いてきます。そして大切な人と心から笑いあえる日が必ずきます。

◇50代　女性A

・1年前は毎日自殺を考えていました。しかし礼子さんのカウンセリングを受け井原教授にも診察して頂いたおかげで今は不安感もほとんどなく何かをするにも「楽しい」という感情が戻ってきています。1日1日礼子さんの著書にあるように目に見えて良くなっていくという事は感じませんが明らかに1年前より良い状態になっているのは分かります。礼子さんの著書にかいてある事を実践し井原教授の勧める活発な１日を送っていればだんだんだんだん確実に「うつ症状」はなくなっていくことを信じてください！

◇50代　女性B

・皆さん真面目で誠実、頑張り屋さんが多いのではないでしょうか、私もです。自分で頑張ってこその充実感、満足感を得るタイプ。この性格が病気悪化を長く引かせてしまったのかもしれません。気力が無くなった時には頑張らず怠けて家族に弱音を吐いて泣きましょう、子供たちにありのままの姿を見せて良いのだと思います。お母さんだってご飯やお弁当だって作れなくなる時があるんだと…子供たちにとっても糧になると思います。休養をとり再びエンジンをかけるのは自分だと思います。急には無理でも少しずつ体調と相談しながら薬以外に自分で気持ち良い家・部屋の片付けだったり、音楽だったり香りだったりパワースポットに変えてしまう事をお勧めします！　大切なのは「自分自身の努力のみ」です、私はそう信じています。

◇50代　男性A

・うつ病は治る病気です。悩むよりも行動を起こしてください、そして理解者を探すのです。私みたいに傍にいます。

◇50代　男性B

・諦める事はありません。弱い自分を褒めてあげる勇気を持ってあげてください。弱い自分がきっとあなたを救ってくれます。自分を信じて自分を愛して自分を許してあげてください。決して焦る必要はありません。あなたにとって一番いいタイミングで、あなたが思っている通りになる時がきっと来ます。それだけは大丈夫と私はハッキリ言えます。私もこれから生き続けます。そしていつの日かお会いすることが出来たら、こんなにうれしいことは無いですね。顔晴（がんば）りましょう。

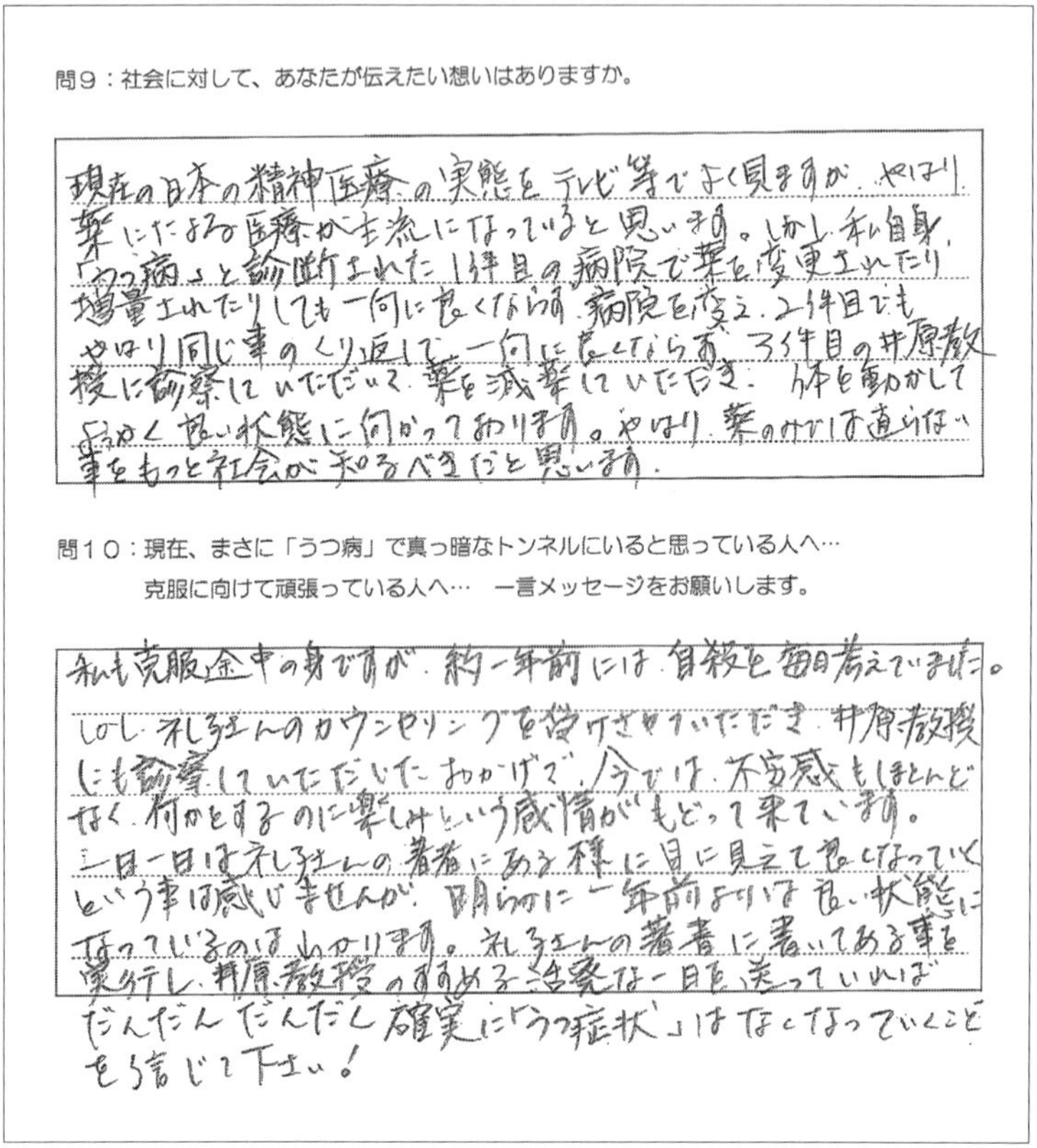
問9：社会に対して、あなたが伝えたい想いはありますか。

現在の日本の精神医療の実態をテレビ等でよく見ますが、やはり薬にたよる医療が主流になっていると思います。しかし私自身「うつ病」と診断された1件目の病院で薬を変更されたり増量されたりしても一向に良くならず、病院を変え、2件目でもやはり同じ事のくり返しで一向に良くならず、3件目の井原教授に診察していただいて、薬を減薬していただき、体を動かしてようやく良い状態に向かっております。やはり薬のみでは治らない事をもっと社会が知るべきだと思います。

問10：現在、まさに「うつ病」で真っ暗なトンネルにいると思っている人へ…
克服に向けて頑張っている人へ… 一言メッセージをお願いします。

私も克服途中の身ですが、約一年前には自殺を毎日考えていました。しかし、礼子さんのカウンセリングを受けさせていただき、井原教授にも診察していただいたおかげで、今では不安感もほとんどなく、何かをするのに楽しみという感情がもどって来ています。一日一日は礼子さんの著者にある様に目に見えて良くなっていくという事は感じませんが、明らかに一年前よりは良い状態になっているのはわかります。礼子さんの著書に書いてある事を実行し、井原教授のすすめる活発な一日を送っていればだんだんだんだん確実に「うつ症状」はなくなっていくことを信じて下さい！

●アンケートにお答えいただいた方の「自筆」のコピー

後　編

《対　談》

生活習慣について

―「心」の前に「身体」のケアを―

後生川礼子＆井原 裕

後生川　井原先生の著書には具体的に事例が書かれていて、うつ病を治したい方にも、そのご家族にとっても、サポーターの人たちにも非常に分かりやすいと思います。

その著書の中で、井原先生が共通して書かれていることですが、日常生活の中で必ず気をつけるべきこととして次の3点を指摘されています。

❶睡眠量：具体的には1日7時間、ないし1週間50時間の睡眠

❷睡眠相の安定：具体的には平日と休日の起床時刻差の時間差を2時間以内に保つ

❸アルコールの制限：つまり飲酒量を減らす、回数を減らす、薬物療法中は断酒

井原　それで治るのか、治らないのか。答は簡単です。実行するほうが治る確率が高い。実行しないほうが治らない確率が高い。

となれば、主治医としては、当然、患者さんに生活習慣の改善を実行していただくよう強く勧めることになります。

私の勤務する〈こころの診療科〉では、患者さんの半分近くは薬を使いません。

後生川　日本中探してもそんな病院はないと思います。これはシンプルだけど凄いことです。まず生活習慣を改善する取り組みなら副作用は一切ありませんし、費用もゼロ円です。

さらに、いつでもどこでもできます。
「こんな自分にはできないかも、出来なかったらこの努力はすべて無駄かもしれない」と、グルグル思い悩む気持ちも理解できます。でもとりあえず、まずできることからでいいので小さな一歩を頑張って踏み出してほしいと思いますね。

井原　それでも治ってしまうのはご家族と協力して、前述した❶❷❸を実行していただいているからです。本人の意思の力だけでは、なかなか簡単にはいきません。
身体面のケアとしては高齢者に関しては、
❹30分のウォーキング
❺1日の臥床時間を8時間に留める、を挙げてもいいでしょうね。
働き盛りのうつと、高齢者のうつはちょっと原因が違いますから。後者はむしろ、運動不足によるうつ。だから歩かせれば治ります。

後生川　カウンセリングでは、うつと平行して相談を受けるのが「過食・体重増加」の問題です。対人恐怖が原因で外出困難、その結果運動不足になるのはもちろんですが、ストレスで過食に走ってしまったり、やたら糖質が欲しくなったり、不眠の夜にコンビニへ行ったり、夜な夜な冷蔵庫を開けてしまったり…、こんな実例があります。じつは私も当事者のときは、今より20キロ近く体重は増加していて、もう大変！　着る服もないし太った醜い自分なんて…って鏡も見られない。あるのは自己嫌悪ばかりでした。それでも、益々食べるほうに走る。これじゃあ体重が増えてしまうのも無理がないなって思うのです。この、「過食」については、先生はどのようにお考えでしょうか？

井原　運動不足と過食は、こころの健康にとって大きな障害になります。特に糖質が依存性物質だということは、あまり知られていません。スクロースやフルクトースのような甘味物質は、脳内報酬系への効果という点ではコカイン以上というデータもあります（Lenoir et al.2007）。

後生川　うわぁ、コカイン以上というデータもあるんですか？　でも、わかる気がします、あれはまさに糖質依存症です。糖質は、「やめられない、止まらない」です。

井原　過食という悪習慣は、一度ついたらなかなか治らない。治らない理由はこれが一種の物質依存だからなのですね。

過食症は、アルコール依存がアルコールという物質への依存、ベンゾジアゼピン系依存がベンゾジアゼピン系という物質への依存であるように、糖質という物質への依存として捉えなおす必要があると、私は思っています。

後生川　過食・体重増加への課題はほとんどの方が話題にされますね。肥満は自己否定につながってしまう可能性もあります。そして血行不良になると肩こり、頭痛、腰痛とかの身体の症状が起きてくるので、カウンセリングの中でもこのテーマへの介入の必要性を感じています。逆に痛みがあるから動けなくて太ってしまうのかなとも思います。いずれにせよ、うつも消え、外面と内面のトータルで綺麗になっていただきたいと思ってアドバイスしています。

井原　心のケアの前に「身体のケア」。しかし、そのためには生活習慣を変えなければなりません。心の持ちようを意思の力で変えることは難しくても、生活習慣を意思の力で変えることは不可能ではないはずです。でも、実は、悪しき生活習慣については、それに陥っている人はその状態に依存しているようなところがありますから、容易には治らない。アルコール依存の治療に匹敵する根気が必要な場合もあります。

後生川　根気こそ大切ですね。あと、ペース配分。早く結果を出したがり焦ることも悪循環です。負の習慣化は地道に、正に習慣化していくしか改善しえません。だから自助努力と周囲のサポート体制が重要だと強く感じます。

井原　しかし、何はともあれ、「健全な心は健全な身体に宿る。健全な身体は、規則的な生活習慣あってのこと」、それが基本中の基本。

後生川　はい。患者さんの話を聞くとき気づくのは、少々太りすぎの方がいることです。正直、大きなお尻だと何をするにも億劫なのは当然ですからね。
自宅の階段を上り下りする際に動悸を感じてしまう。これを、ご本人はうつの症状だと思い込んでおられますが、もしかしたらこれは、うつではなく運動不足、太りすぎでは？　となります。
貧血や更年期、もしかすると甲状腺の病気だったり…。そうなると精神科のお薬では対応不十分です。もう女性の身体って色々起こりますからね。

井原　後生川さんの主なクライアントさんは、お若い女性でしょう。となると、女性特有の問題には注意しないといけませんね。女性はとりわけ糖質依存になりがちです。ダイエットというと体重を減らすこと、そのためのカロリー制限ばかり考えてしまいますけれど、筋肉の量はむしろふやす必要があるということは、強調していいでしょう。

後生川　はい、病的に痩せるのと健康的に痩せるのは意味が全く違います。いまの若い方にも無理なダイエットはダメだよって言ってあげたいくらいです。私も病的に痩せてしまった時期があるんですが、肌はボロボロ、髪の毛パサパサ、顔色も青白い、思考もはっきり回らない感覚でした。

井原　筋肉をつけて、脂肪を燃やしやすい体を作らなければなりません。そのためには食事の内容を見直して、動物性たんぱくや野菜は十分にとり、炭水化物は減らすようにすればいいでしょう。大雑把に言えば、おかずの品数を増やすこと。ごはんでなくおかずでおなか一杯になるようにすればいいのです。

後生川　栄養に関して他に何かあれば教えてください。

井原　うつ・不安の背後に、鉄不足が隠れている可能性があります。この点については、藤川徳美・著『うつ・パニックは「鉄」不足が原因だった』や山本佳奈・著『貧血大国・日本』などの本に記されていますから、ぜひお読みください。

この点も食生活と関係してきます。

後生川　有り難うございます。女性特有のケースでいえば、生理前後のイライラが精神状態悪化と判断されて、残念ながら増薬になってしまったケースがあるんですが、これは本当に増薬する意味があったのかなって疑問が残っています。

握手して相手に触れたときに「冷えだ」とすぐに分かったケースも。冷えは万病の元って大昔から言われていますからね。

イライラが増す時間帯が空腹時の時間帯と重なるならば、血糖が下がっている可能性もあり一緒に対応策を考えました。あとは血圧とか…。

「太った」と言われた方の足のむくみを観察すると、血流も悪そうだし圧痕が残り正常ではないと感じて、一応かかりつけ内科医へ行くよう勧めます。あと、足腰の痛みで不眠が悪化したという方に整形外科の受診を勧めたところ結局、椎間板ヘルニアだったり。もうここまで来ると、根本的な外科内科の治療と並行していく必要があると思うんです。これは看護師の臨床経験からの感覚としか言えないのですが、全部が全部、「うつ病の症状ではないんじゃないかな」と…。

井原　女性の身体は、月のものの前数日間は長い睡眠を求める傾向がありますね。この時期決まってイライラするということなら、その間の数日だけでいいから、普段より30分ないし1時間長く眠るよう勧めてみてはどうでしょうか。

後生川　はい、それも先生から以前教えていただいていたのでカウンセリングの中で勧めています。じつは私も生理時期はよく眠っています。3回の妊娠と出産経験がありますが、確かにあの時期もやたらと眠かったんです。でもあの眠さは病気じゃない。それに生理前は私だってイライラぐらいします（笑）。イライラしたからって別に再発だなんて思っちゃいません。とはいえ、変動する女性ホルモンと睡眠の関係性も重要ポイントですね。

井原　後生川さんには、あなたが看護師であって、臨床心理士ではないということ、医学・看護学を学んだのであって、心理学を学んだのではないということを、弱みではなく、むしろ、強みだと思ってほしいのです。

身体についての知識は、心理に対する知識などよりはるかに強力です。クライアントさんと話すときも、「私は看護師だから身体のことは知っている。だから、ちょっと言わせてもらいたいのだけれど…」という感じで、身体の健康面については積極的に介入してほしいと思います。

後生川　井原先生、ありがとうございます！

臨床経験を生かしていきたい私にとっては、心強いお言葉です。医療者側と患者側と両方経験できたことも私の強みだと思っています。

話は戻りますが、不眠で悩んでいたケースです。その方は、眠るためにお薬を服用されていましたが、それでも眠れない、増薬を主治医へ相談した方がいいのか悩んでおられました。しかし問題点はすぐわかりました。実はこの方、夜なのにマナーモードにしない携帯電話。通院仲間からの夜中の連絡。眠れないもの同士で夜中に連絡を取り合い、お布団へ入ってまで携帯。不安な気持ちは理解できますが、自ら眠れない状況を作っておられたんです。

それにネット検索は「クリック」すればどんどん深みにはまり、携帯を手放すタイミングすらも自分でわからなくなる。ときには自殺サイトにまでも…。うつ病の症状を回復させるうえで、この「ネット依存」は、本当に深刻な問題だと思うんです。この問題、先生はどう思われますか？

井原　若者のうつで、ネット依存を伴うような場合は、身体活動の少なさが問題でしょう。この点は、ビジネスパーソンの短時間睡眠によるうつとは違います。ビジネスパーソンの場合、睡眠をとって疲労から回復させなければいけない。

ネット依存を伴う場合、精神の疲労はともかく、身体の疲労は少ない場合が多いと思います。日中、十分な身体活動を行って、肉体疲労を夜までに体に蓄えておくべきです。そうやって、就寝する時刻までに体力を使い果たしておく。そして、体に蓄えた疲労を原動力にぐっすり眠ればいいでしょう。

後生川　肉体疲労が少な過ぎることも不眠の原因の一つになりえますからね。身体の仕組みを考えると、そこですね。

井原　そうすれば、布団に入るや否や、スマートフォンなんか見る余裕もなく、眠り込んでしまうはずです。うつからの回復には、過不足のない睡眠が必要です。長すぎても短すぎてもいけない。7時間ないし8時間というところでしょうか。

同じく、うつからの回復には、過不足のない身体活動も必要です。体育会系の部活のように疲労困憊に追い込む必要はない。しかし、引きこもって、ずっと椅子に座ってコンピュータを見ているような生活が一番いけない。

歩数にして7000歩から8000歩程度の身体疲労は必要でしょう。肉体の疲労があって初めて、質のいい睡眠が得られます。スマホを取り上げるのではなくて、日中運動をさせて、夜になってスマホなんか見ている余裕がないような状態に追い込めばいいのです。

後生川　精神疲労よりも肉体疲労。それに、バーチャルの人間関係に惑わされず、ぜひリアルな人間関係を作りながらリハビリしていただきたいと思います。

リアルな人間世界が怖いという方もいますが、それが社会というものですから。

とはいえ、人間関係や日常の些細なストレスをバーンっと跳ね返せない身体自体が根本的原因ですね。私の場合もそうでした。

慢性の睡眠不足からの自律神経の乱れだったり、日頃の姿勢の悪さからの身体の痛み、体力不足からの免疫力低下。食生活などから貧血や冷え性とか内臓的な部分からも起こっていたんだと思います。

井原　生活習慣を変えることが「うつ病」だけではなく糖尿病、脂質異常症、高血圧、慢性疼痛、慢性閉そく性肺疾患等にも当てはまる、有効な改善方法です。

今日、「睡眠と糖尿病」「睡眠とメタボリック症候群」「睡眠と死亡率」「睡眠とうつ」など様々な領域で疫学研究が行われています。それらは全て「睡眠時間は7、8時間が健康リスクを最小限にする。それより長くても短くても健康リスクは上がる」という結果でした。

糖尿病や高血圧に関してはすでに「生活習慣病」として、食事や運動に対する介入が積極的に行われてきました。

うつや不安についても「生活習慣病」としての側面が強いですから、睡眠、運動、食事には積極的に介入していくべきだと思います。糖尿病の療養指導をモデルに、うつ・不安に対しても生活習慣指導を行っていくことがポイントになるでしょう。

後生川　先生、それから飲酒に関しては暗黙の了解がまかり通っていると私は思うのですが…。

実は、医師から1日ビール500㎖を1本ならOKと許可をもらっている、と堂々という方もいるのです。ダメですね、絶対に。

井原　他の医療機関から転医希望で移ってくる患者さんに多いのですが、まことにショッキングなことにその多くが前医から「断酒」を勧められていません。それで私が「薬物療法中はお酒はお控えください」と言うと、あからさまに「大きなお世話だ」とでも言いたげな不快感を顔に出す方もいます。「何年も通っているが、主治医にそんなこと言われたことは一度もない」とすら言った人もいました。

後生川　かなり強気の発言をされますね。その方は、本当に治す気はあるのでしょうかね。

井原　治す気はあるのかと言いたくなりますが、しかし、長年にわたたって、本当に主治医から一回もそんな言葉は聞いたことがなかったようです。そもそも、精神科医に厳しいことを言われたこと自体初めてだったのかもしれません。精神科といえば、いつも優しさに溢れて穏やかに患者さんの話に耳を傾け、温かく受け入れてくれるような医者を期待しているのかもしれません。

でも、原則は、「車乗るなら酒飲むな、クスリ飲むなら酒飲むな」であり、薬物療法中の飲酒はお控えいただくべきなのです。

私の勤務先は大学病院であり、正しい医療を推進する責務があります。「薬物療法中は断酒！」、この原則を曲げるわけにはいきません。この点については、部下たちにも徹底して指示していますよ。

「習慣飲酒者には、原則投薬しない。まずは酒をゆっくり減らして、完全断酒して、それでもうつ、不安なら薬物療法を考慮せよ」と。

後生川　治療中は断酒徹底ができたことは自分でも褒めてあげたい位です。むしろ「治ったら好きなだけ飲もう！」と思っていましたから。

ところが1年も断酒していたら、身体が拒否し、今ではほとんど飲めなくなってしまいました（笑）。すると太りにくくなり体型もキープ。結果オーライといったところでしょうか。

とはいえ、再発予防の視点からも、お酒はおつきあい程度に抑えて、良質な睡眠時間確保を今でも心がけています。お酒が残ると翌日まるっきりダメになるんです、顔もむくみ、頭重感、胃もたれ、化粧ものらない…。

ましてや、カウンセリング時にお酒臭さが残る状況ではプロとして、どうかと…。

実は当時、音や光に敏感になっていましたが、においも。うつ状態のときって五感がすごく敏感になるんです。

井原　お酒は嗜好品ですから、最終的にどうするかは個人の自由。ただ、ナースやドクターのような健康管理のプロは、それなりに自己管理したほうがいいでしょうね。

私も以前は、スコッチ・ウィスキーや焼酎などが好きで飲んでいました。

後生川　ナースも強い方多いですが、ドクターも強い方が多いですよね。

井原　でも、私はある年齢から飲まなくなりました。飲むと翌日の外来がうまくいかないのです。精神科の外来は、毎日、患者さんの厳しい視線にさらされていますから、体調を整えないで出てくるのはご法度。前日から体調を作らないといけません。

飲むと翌日の診療がきつくなります。週に4ないし5日外来に出ていますから、アルコールを飲むのは週1、2回になってしまいました。それももうすぐおしまいでしょう（笑）。

後生川　それがいいと思います（笑）。私も自分の体調を整えないでカウンセリングに出ていくことは相手に申し訳ない。アルコールのメリット、デメリットを比べてみると自然と私もそうなってしまいました。

井原　東洋人は、アルデヒド脱水素酵素の活性が低いとされていますが、私もそうなんだと思います。私の場合、わずか1合でも、翌日昼頃まで気分の重い状態が続きます。二日酔いまではいきませんが、何となく体調のはっきりしない状態が続くのです。飲むと睡眠の質が低下しますから、睡眠不足で仕事するのと同じ結果になってしまいますね。

後生川　なるほど、同じくです。先生、最初の話に戻りますが、起床時間の誤差を少なくすること、これも大切ですよね。ある方が、毎食後の服薬指示が出ておられました。でもお尋ねすると起床時間が午前10時過ぎ、その後に昼ごはんのような朝ごはんを食べ、朝食後薬の服用は11時。そこから12時過ぎに家族と一緒に昼食を食べ、昼食後薬を13時前に。ハッキリ言って服用間隔がほとんどあいていません。確かに主治医は毎食後服用と指示はされていましたが、このケースはどうなのでしょうか。違うんじゃないかなって。「自分なり」の朝ごはん時間ではなく規則正しい生活時間の上での服薬が大切だと私は思っています。その辺りも主治医の先生に把握していただくと、せっかく飲むお薬も効果的に働くんじゃないかと思うのですが。

井原先生は外来で、「睡眠日誌」を患者さんにつけていただいていますよね。私もコースカウンセリングで随時使っていく予定です。

あれは睡眠パターンが一目瞭然なので、ぜひ自己管理のために活用していただきたいですね。

起床時間で1日のスタートが決まるといっても過言ではないですし。

過食、体重コントロール、アルコール、ネット依存、運動不足、冷え性、貧血、食事、睡眠……。まだまだたくさん生活習慣で見直せるところはありそうです。

最後に先生、働き世代と高齢者の違いでみるとすると何かポイントはありますか？

井原　働き盛りの方のうつであれば、精神的に落ち込んでいるという以前に身体的に疲労困憊しています。だから、まずは十分に身体に睡眠を与えなければなりません。

逆に、高齢者のうつとか、若年者でも、療養が長すぎたうつの場合は、体力の低下が回復を妨げていますから、ウォーキングを始めて、徐々に歩数を増やすなどして、体力の回復を計画的に行わなければなりません。

まずは、生活習慣の見直しが重要ですね。

精神療法について

—医師と患者のパートナーシップ—

後生川　ずっと疑問だった診察時の「傾聴」についてお伺いします。「傾聴」のゴールは一体どこなのでしょうか、これで根本的解決に至るのかなぁという疑問です。「うんうん…、キツイですよね。おつらいですよね。うんうん…うんうん」けして傾聴がいけないと言いたいわけではありません。「私の話を聞いて欲しい」と思う時期には必要でしたから。でも、根本的に改善しない。それは解決方法が欲しいから、だって患者は治りたいんです。

こうすれば治るかもといった具体的方法が知りたいんです。

でも実際の診察の場は、お薬の話だけで具体的な話し合いはないじゃないですか。

私の主治医の先生も、正直具体的な療養指導はありませんでしたが、「大丈夫、治るから」って言い続けて下さいました。

心から感謝しています。でも…、あの短い診察時間でそれ以上は医師に求められなかったんです。再診時間は決められている、自分だけに時間をとっていただくことも不可能、自分の後ろにも患者さんはたくさん待っている、医療現場の忙しさは重々わかってますし…。

井原　精神科医ってのは何をする仕事なんでしょうか。難しいですね。でも、ただ話を聴くだけではだめでしょう。素人の傾聴ボランティアではないのだから、何らかのプロらしい仕事をしなくちゃいけません。

ある人が「精神科医は、じっくり傾聴して、慎重に情報を集めて、冷静に診断はするけど、ソリューションがない」と的確に批判していました。その通りなんですね。即効性のあるソリューションを提供することは難しい。でも、優先順位の判断ならできるでしょう。優れた精神科医とは、患者さんと話し合って「できることから始めましょう」と提案するのです。こうして、患者さんの中にある「治ろうとする力」「治ろうとする意欲」を引き出せばいいのですね。

後生川　優先順位ですよね…混乱しているときには忘れがちだけど、気をつけなきゃいけないことです。

じつは、「あなたは良い先生が診察してくれたから治ったんでしょう」と言われたことがあります。違います、医師に治してもらおうといった他力本願の気持ちだけではダメなんです、患者側も心構えが大切なんです。

小さな一歩を踏み出せるのか、そこはもう自分次第。結局は自分の中にある「治ろうとする力」を信じて、できることから取り組むしかないと思っています。

井原　主役は精神科医ではなく、あくまで患者さんです。患者さんの中には、素晴らしい精神科医に巡り会えて自分の悩み苦しみを全て解消してくれるかのような期待をしている人がいます。しかし医者に期待しても何もありませんよ。何より、あなた自身の可能性にかけるべきなのです。

後生川　はい、過剰な期待は禁物です。患者としては「この先生の言うことを聞かないと、治してくれないんじゃないか」という誤解もあると私は思います。ちゃんと医療費を支払って、そこに座っている立場。自分の治療に責任を持ちたいし、聞きたいことは聞いて言いたいことは言いたい！　よしっ！　はー、そうは言っても威圧的態度の医師を目の前にすると、なかなか厳しい状況になってしまう方もいるようで…。このような場合、先生いったいどうしたらいいのでしょうか。

井原　医者が威圧的な態度なら、医者を変えるべきでしょうね。

後生川　うーん、やっぱりそういうことになるでしょうね。受診するたびに先生の顔に怖気付いて、余計に動悸や吐き気がすると話すクライアントさんもいました。

そもそもの通院目的は一体何ですか？　とお尋ねしましたけど。受診するたび吐き気がするって…。すでに目的から外れています。

井原　精神科臨床も、患者さんと対等な関係性を前提とした「パートナーシップとしての医療＝医師も患者さんも対等に発言する権利をもち、その分、対等に責任を持つ」という考えに変えていかなければならないと思います。

後生川　それって理想的な精神医療ですよね。一緒に目標に向かって進む選手とコーチのような存在ってことですね。

井原　そう。例えば、スポーツ選手とコーチの関係とか、企業経営者とマネジメント・コンサルタントのようなものですね。マイケル・チャンコーチと錦織圭君の関係のようなものです。コーチは提案する。提案を受け入れてその通りして成功したらそれは選手の手柄。コンサルタントも提案をする。その提案を経営者が受け入れて、企業をV字回復に乗せれば、それは経営者の手腕ということになります。精神科臨床も同じですね。主役は患者さんです。当然ながら、患者さん側も「自助努力」が必要になってきます。

後生川　患者としては苦しさ紛れに「魔法の薬」「魔法の医師」「魔法のカウンセラー」を求めてしまう気持ちは私自身、痛いほどにわかります。

でも、そんなときに欲しいのは威圧的態度の上から目線の医師ではない。一緒に考えてくれ、ときに励ましてくれる医師。そこを一緒に考えてもらえたら、患者としても助かるんです。まさしく精神医療もパートナーシップが重要だと思います。

井原　そういった「今、ここで」必要なことを考えて、後回しにしていいことはきっぱりと後に回す。そういう判断を行うことが、精神療法的に思考するということなのだと私は思います。

後生川　治っていく方の状況を冷静にみていくと、自己解決能力を抑うつ症状で一時的に忘れてしまっている、としか思えません。

この方が一体何をしているときが、その人らしいのかな、癒やされるのかなって、そのスイッチを対話の中で即座に見つけて、タイミング見てポチっと押すことが大切ですね。

井原　精神療法というものは、あるプロトコールに則って行えば患者さんが良くなるとか、ある技法を当てはめれば良くなるとか、そういうものではない。ナントカ精神療法一般とか、ナントカ技法一般を論じても意味がありません。むしろ、「この患者の、今、ここ」こそ徹底的に考えていかなければなりません。

後生川　患者の、「今、ここ」ですよね。以前もお話ししましたが、私が可能な限り自宅訪問スタイルを取っているのは、生活の中に大きなヒントがあると思うからです。全てがカウンセリング教材になります。自然からだって学ぶべきところはたくさんありますよ。その中で何からアプローチしていけばいいのかなって、いつも考えています。その人の生活パターンと同時に可能性に目を向ければ、自ずと優先順位が見えてきますよ。

井原　訪問をなさっているとはすばらしいことです。おうちを訪ねると、その人の生活が見えてきますよね。それを通して、その人が何を大切にして、何を心のよりどころにしているかが見えてくる。

そういう、個人の生活とか、価値観とかを抜きにして、仰々しく「治療」なんてやっても意味がないです。精神療法的に思考するとは、個々の症例に即して、治療の優先順位を考えること。となると、その場合、その人が普段大切にしていることは何かを理解しなければいけなくなりますよね。

後生川　はい、そうです。だってカウンセリングの中で幼少期の話やトラウマ話を深堀しすぎても、その方の苦しさを増すような気がしてならないんです。

その辺りは先生、どう思われますか?

井原　最終的にその人の自尊心が高まることが、治療のゴール。だから、毎回の診察では話題選びは慎重にならなければいけない。このことを話題にして、その人が自分自身について誇らしいと思えるかは、いつも考えていないといけません。

患者さんは落ち込んでいるときは、とかく悪いことばかり思い出すし、過去のトラウマばかりを話題にしがちです。でも、そんなことを延々と語らせても、こころの傷に塩をもみこむだけでしょう。そんなことをしたって、自己価値観が上がるわけがない。

つまり、今、その話題をすれば墓穴を掘る、この話題に深入りしてはいけない、触れないに越したことはない、そんな話題があるということを知っておかなければなりません。掘り起こしてはいけないことは、そうっとしておかなければなりません。

後生川　なるほど…。

井原　逆に、その日の面接で患者さんが執拗にそういったトラウマティックなことばかりを持ち出してきた場合、どう対応するべきかは、事前に考えておかないといけないでしょうね。それと、毎回の診療をシリーズ化することが大切です。

後生川　あ、ＰＤＣＡサイクルですね。起業時に事業を継続・発展させていく上ではＰＤＣＡサイクルが大切だと、先輩起業家から教えていただきました。これはカウンセリング展開でも同じことが言えるってすぐ感じました。だから私のカウンセリングスタイルはコース制スタイルになったわけです。先生の著書の中にもＰＤＣＡサイクルの必要性が書いてあって、びっくりしました。

井原　そうですね。治療とはＰＤＣＡを回すこと。ＰＤＣＡとは精神医学・精神療法の中から出てきた概念ではなく、むしろ経営学における生産管理や品質管理など管理業務の方法論として出てきたものです。

でも、精神療法には応用できますよ。この方法は毎回の診察に目標をもって、かつ、診察を単発ではなくシリーズ化していくことで、治療の流れを作ることができます。きわめて有効な方法であると私は思います。

後生川　これ、知らない方も多いかもしれません。

井原　そもそも、診療報酬上の「通院精神療法」に関しては、定義上「医師が一定の治療計画のもとに危機介入、対人関係の改善、社会適応能力の向上を図るための指示、助言などの働きかけを継続的に行う治療方法」とされています。

つまり、「介入」「指示」「助言」などを、その時に応じて適切に行っていかなければならないのですね。「傾聴」だけでは、「通院精神療法」の算定要件を満たさないはずですよ。ただ受身で聴き続けるだけではなく、何らかの積極的なコミットメントは必要だと思います。

ただ、精神療法は実行手順に従って着々と治っていくようなものではありません。行きつ戻りつ、三歩歩いて二歩下がるような、「らせん状の進行」をするものです。

ＰＤＣＡを回すことはいいことだけれど、ただ、「現状維持こそが今できる最善策」という場合だってあることを知るべきです。「つねに右肩上がり」を当然と見なしてはいけない。

「今より悪くなっていなければＯＫ」とすべき場合だってあります。認知症の場合などは、よくなるということがない。間違いなく坂を下りていく。

その場合は、ゆっくり下り坂を下りて行っていただくことが目標になるでしょうね。

後生川　なるほど。ちょっと伺っておきたいのですが、なぜ医師は、患者が診察室に入るなり、「調子はどうですか？」という通り一遍のことしか聴いてこないのでしょうか？

何の調子を問われているのか、わからないのです。食欲がどうなのか？　睡眠がどうなのか？　活動意欲がどうなのか？　排泄がどうなのか？

何を聴かれているのか患者としてはわかりません。思考低下の状況なら尚更です。ただただ医師から挨拶代わりのように尋ねられているとしか、思えないんですが。

井原　私も通り一遍のことだって聴いていますよ。「睡眠日誌見せてください」、もし忘れていたら、「何時に寝て、何時に起きていますか？」「何歩歩いていますか」、このあたりの質問は、ルーティンのように必ず聴きます。

むしろ、意識的に毎回聴くようにしていて、その質問が終わらないうちには、いかなる話題にも移らないぐらいの勢いで、必ずこの話題は聴きます。

こうすると、患者さんとしては、「毎回聴かれる。ちゃんとしていなきゃ」と思うようになります。

後生川　あ、いやいや、井原先生は目的をもって聴かれていることは重々承知しています。忙しい主治医と話せる貴重な診察時間。その短時間でどんな言葉を交わすかで次回受診までの心構えが断然違ってくるから、患者にとっては大げさでなく命がけの時間なんです。診察時間内に「何を話すか」が非常に重要なんです。先生から質問されることにも「目的」があればいいんです。

でも、中にはお天気の話か薬の話しかしない医師もいるようですよ。個人的に命の電話相談も多く受けてきましたが聞けば聞くほどびっくり仰天なお話も。

ちなみにその後、井原先生は患者さんとの話の流れはどうされているんですか？

井原　その質問が終わった後、「久しぶりに会社に行ってみてどうでしたか？」とか、「仕事の集中力、続いていますか？」などといった、本題に入っていくことになります。

漫然とした質問をしてしまうドクターがいるとすれば、その方は、前回診察の際に、次までにどう過ごすのかの課題を患者さんと共有できていないのでしょうね。

私は毎回、次の外来までの目標を患者さんと確認してから診察を終えるようにしています。だから、毎回の外来の最初に尋ねるのは、その目標の進捗状況です。これがＰＤＣＡを回すということの意味なのですね。

後生川　患者側も可能な限り、それを意識して診察に向かう心構えが必要だと思います。私も患者側として有るべき心構えもカウンセリングで話をしています。回復しない原因は医師側だけではないからですね。

さっき先生がお話しされていた「パートナーシップとしての医療＝医師も患者さんも対等に発言する権利をもち、その分、対等に責任を持つ」が大事だと思います。

「先生、言わなくても、苦しい私の気持ちわかってほしいの」って思っても医師は何十人も待ったなしの患者さんを抱えているわけですから。

井原　先ほども述べた通り、精神科医にとっての精神療法は、外科医にとっての手術と同じで、高度な技術なのです。技術であるということは、技術を磨く努力をしないと上達しないということでもあります。

常識の延長でできるとか、患者さんに対する思いやりさえあればできると思っている人がいますが、とんでもない。面接の流れに無駄がないか、焦点があっているか、患者側のニーズとのすり合わせはうまくいっているか、優先順位の判断は間違っていないかとか、考えるべきポイントは無数にあります。

そういうことを意識して行って、それを膨大な患者さんに対して試みて、しかも、何年も、何十年も続けて、そうやってうまくなっていくものなのです。私自身は、そういう方法上の工夫をすること自体が好きなので、いつも研究しています。

私からすれば、漫然とした質問をしたり、ただ五秒ごとに相槌をうって、それをもって「傾聴・支持・共感」と称してみたところで、これはとてもプロの仕事とはいえないと思いますけれどね。

後生川　ある県の医師は「医者は薬を出すのが仕事で、患者の話を聞くのは臨床心理士の仕事だ」と言って、お薬の話しかしない医師もいたようです。その診察に同席されたご家族の方が困惑顔で話をされていました。患者家族としても、これもなんだか悲しい話ですね。

井原　精神科医は「精神療法で飯を食うプロ」なのですから、プロらしい仕事をしないといけませんね。

「激励禁忌」について

―人は「励ましなし」で生きていけない―

後生川　いまだに世間は、うつ病の治療を受けている人を腫物に触るみたいに見ている気がします。

「うつ病の人は励ましたらダメなんでしょう?」という声を、未だに耳にします。少しでも励ましの言葉でも掛けようものなら、状態が悪くなってしまうと思い込んでいる方が多い気がするんです。

ご家族からも「本人にどう言葉かけをしていいか迷います」というご相談も受けます。言葉をかけるほうも、「激励禁忌神話」という都市伝説に怖気づいていますよ。

井原　本来、激励が禁忌とされたのは、罪悪感が強く、過度な良心を持ち合わせた古典的なメランコリー親和型のうつ病患者さんだけです。それも、罪責念慮のどん底にある、最もシビアな時だけ。

「禁忌」が強調されたのは、治療の初期のごく短期間に限られていました。それがいつの間にか一般化されて「うつとくれば何でも激励禁忌」となってしまい、この怪しげな神話が、あたかも精神医学の定説のように流布してしまいました。

後生川　看護学校の授業でも、うつ病の人は励ましてはいけないと教えられました。随分前の授業内容なので現在どうなっているのかわかりませんが。でも現役看護師たちでも誤解している人は多いと思います。

だって、国家試験に出されてしまうくらいですから信じてしまうのは仕方ないのかも…。

井原　医師国家試験でも「うつ病には激励は禁忌である」として出題していました。その結果、「うつ＝激励禁忌」と記憶した者だけが晴れて医師国家試験に合格することになりますね。

後生川　生きているだけで精いっぱいのときには、そっとしておいてほしい。でも一歩進みたいとき、どんな言葉より一番心に響いたのは、やっぱり信頼できる人からの「励まし」でした。

「あなたなら大丈夫だよ」

「一緒に頑張ろうよ」

この言葉一つで、下ばかり向いていた私も少しずつ顔を上げることができたんです。

思いましたね、人間が生きていくためには励ましは大切だってこと。人間、結局一人じゃ生きていけないですよ。

カウンセリングでも、その方の反応の変化をみて励ますようにしています。人は希望が見えたときの目の輝きは一瞬で変化しますから。あの変化する瞬間には感動すら覚えます。この仕事やっていて良かったって心から思います。

井原　人は温かい励ましなしでは生きていけません。自信を失ったとき、大きな壁に直面したとき、この苦労が決して報われないのでは、という不安にさいなまれるとき、自分を支えてくれる人が欲しい、と内心願うものでしょう。ましてや病気を患う者は、励まされることを求めています。

後生川　私もそう思います。

井原　身体の疾患であれ、精神の問題であれ、励まされることなくしては人は病という重荷を背負っては生きていくことはできないのです。「うつ病」の患者だけが励ましの恩恵に浴してはならない理由などありません。「うつ病」で苦しむ人を温かく励ますことは治療上必要であり、「うつ病＝激励禁忌」の図式には根拠なんてありません。むしろ、弊害の方が大きいのです。

後生川　励まされないことの方が、デメリットが大きいと思います。

大切な人がいてくれる、自分は一人じゃないんだなって感じたときに、人ってまた一歩強くなれると思うんです。

井原　英語圏内においては、激励禁忌はなく、むしろ、患者を治療へと促すために激励すべきだとされています。まぁ、日本で「うつ病に激励禁忌」とされていることは英語圏内の精神科医には理解されないことでしょう。「そんなこと言っていたら、患者さん、孤立するだけだろう」、そう思うはずです。私もそう思います。

後生川　井原先生は日本と海外の両方の精神医学を経験されているからこそ言えるのだと思います。英語圏内の精神科医は日本の「うつ＝激励禁忌」の図式に対して理解に苦しんでおられるのかもしれませんね。

家族のサポートについて

―「日薬」と「目薬」で接する―

後生川　たとえ肉親であれ、病気に対しての理解度は、回復の経過に大きな影響を及ぼしますね。ここで、家族の立場で心がけることについてお教えいただければと思います。

井原　家族や周囲の人は、うつの人に対しては、「日薬」と「目薬」で接することが大切です。「日薬」と「目薬」なんて言っても、何のことかご存じないでしょうから説明します。

精神科医で小説家の帚木蓬生が『逃亡』という小説のなかで使った言葉なのですね。この小説中では、主人公は逃亡中。彼をかくまったある宗教家が、別れのときに語ったのです。「日薬」とは、「何ごとも日時がたてば、状況が変わる。何事も、時間さえもちこたえておれば好転してくる時が来る。どんな難題も時が解決してくれる」そのような意味です。

うつについては、うつ病のなかの最重度症例ですら、進行性の疾患ではありません。「やまない雨はない」、この当然の理が、うつ病においては正確に妥当するのです。

後生川　「時が経てば状況が変わる。好転する時が来る」、たしかにうつにも当てはまります。

井原　もう一つの「目薬」とは点眼薬のことではなく、「誰か自分を見守ってくれている人がいる」という実感です。そう思うと、かなりの苦しみにも耐えられます。逆に自分を見てくれる人がいないと思うと、人間はもろいものです。家族の立場で「時がすべてを癒やしてくれる」「あなたは一人じゃない」と伝え続けることとは、すなわち「日薬」と「目薬」をもって患者さんの心を支え続けるということなのです。

後生川　私の場合、入院はしたくなくて、でも色々な事情があって自宅で治すのは困難。だからしばらく実家に帰る選択をしました。詳しくは拙著『あなたのうつ絶対克服できます』の中に詳しく書いているんですが、読者さんたちが私と同じ選択をするとしたときに気をつけた方がいいことがあれば教えてください。

井原　実家に帰るといっても、そこにはある程度理解のある家族がいないといけません。家庭内のトラブルが多くて休まる環境ではないとか、他にもうつ療養中やアルコール依存の患者がいる等の事情で、かえって悪化させてしまう場合もあります。

後生川　家族イコール、ベストではありませんね。

井原　今述べたような場合は一人暮らしのアパートにいる方がまだいいかもしれません。孤独な療養生活はリスクはありますが、他に選択肢がない場合は、しかたないでしょう。うつはなりたくてなるものではなく、たいていは「刀折れて矢尽きて」、うつになります。そういうときに療養生活を送るとすれば、孤独な状況はいいわけがない。地域社会との何らかの接点はもっておきたいところです。

後生川　確かに社会との接点、重要ポイントですね。あと、私の場合ですが家族は「病気扱い」はしませんでした。何があっても普通に接してくれたことは正直嬉しかった。病人扱いされるから「やっぱり自分、うつだし」ってますます病人気分になる気がします。

当時、母は言っていましたね。

「お薬で全部解決するなんて不可能で、むしろ礼子は今、この現実に向き合っていくしかないよ。うつは生活習慣病だから、お薬のんで寝てるだけじゃ治らないんだよ」って。

優しさだけではなくときに厳しさもありました。父は父なりの、母は母なりの生活があります。私の姿には心配はしていたと思いますが、私の精神状態に自分たちまでが引きずられないように一線は引いていた感じがします。

でも、それが家族全員の共倒れを予防できました。

心配しすぎるがゆえに不眠になり、自分が精神科の門を叩いてしまう。そんな家族間でのトラブルや共倒れになっているケースもありました。そうならないために家族として特に気をつけることはどんなことでしょうか。

井原　家族として大切なことは、当たり前の「いたわり」と「励まし」であり、それをなくしては心の健康回復はあり得ません。
一緒に睡眠日誌を付けたり、リハビリに関わってあげるのもいいでしょう。
家族はできる範囲での問題解決を支援する。うつは進行性の脳疾患ではありませんから、悲観しすぎるには及びません。その一方で、生活習慣や対人トラブルも関わってきますから、薬を飲むだけではよくなりません。

後生川　だから現実に向き合い、対処方法を学ぶしかないのですね。
一時的に必要ならばお薬を利用してもいいかもしれませんが、お薬の効果が切れたらどうするのか？　ということをみんなで考えていく必要があります。

井原　抗うつ薬には「抗派遣切り効果」もなければ「抗失業効果」もないし、むろん「抗嫁姑葛藤効果」もないわけです。対人関係の問題や社会的問題は薬では解決しません。労務問題や人権問題が本当にそこにあるのならば、具体的に患者さんが直面している問題に応じて、弁護士や司法書士や労働基準監督署などに相談するように勧めることもあります。嫁姑問題があるとするならば、抗うつ薬なんかでごまかさないで、家族会議で話し合いで解決するべきでしょう。

後生川　何もできないときには周囲に頼ったり甘えたり、誰かと一緒に考えてもらったりしながら一つ一つ解決していくしかないわけですが、「そこを先生、どうにかしてください」と言われても、確かに医師だって困るはずですよね。

現代社会の家族背景の課題もあると思いますが、今は精神科医が駆け込み寺で、何でも屋さんみたいになっているように思います。最後には医師も看護師もカウンセラーだって役に立ちません。

最終的には、やっぱり日常生活を共にする家族の愛情だと感じています。

予防・再発防止について

―自然なリズムで生活する―

後生川　井原先生、対談を通してこれまで色々とお話を伺いましたが、そろそろまとめに入りたいと思います。

最後になりますが、うつ予防と再発予防の視点から、気をつけておいた方が良いことを改めて教えてください。

井原先生からのコメント

人生にはつらいこと、悲しいこと、悔しいことに満ちています。努力しても報われないこともあるし、一所懸命尽くした人に裏切られることもあります。

徳川家康が「人生は重荷を背負いて、長き道を行くが如し」といったように、人生は苦しみに満ちている。この事実に変わりはありません。それは、精神医学が発達したら解消するようなものではない。人生には悩みと苦しみがつきものです。

でも、そうならば、上手に悩み、上手に苦しむようにするしかないでしょう。どのみち逃れられない悩み、苦しみならば、それを上手に悩み、上手に苦しみ、生きづらい人生を少しでも生きやすいものにすることを考えた方がいいと思います。

では、どうするか。

それは、生活をヒトにとっての自然なリズムで送ること、それに尽きます。ヒトの身体は、地球上の他の生物と同じく、24時間で自転するこの星の周期に合わせて動かせばうまくいくようにできています。

昨日と同じ時刻に目覚め、同じ時刻に食べ、働き、休み、眠る。こういう生活を1年365日、来る日も来る日も同じリズムで繰り返せば、それが一番心身の状態が整うようにできています。

そのためには、過不足のない睡眠をとり、しかも、起床・就床時刻を一定にすることが大切です。

❶「週50時間睡眠」

具体的には、1日7時間ないし8時間の睡眠をとること。睡眠研究の世界では睡眠時間に関する膨大なデータが蓄積されていますが、それらが異口同音に語っているのが、「ヒトは7〜8時間の睡眠をとるのがもっとも健康にいい」という事実です。

とはいえ、誰もがすることがあります。仕事もあれば、家事もある。日々の生活を営む中では、毎日判を押したように7時間睡眠を取ることは不可能です。だから、「1日7時間睡眠」といってももう少しアバウトに考えていい。

昨夜眠れなかったら今夜はしっかり眠る。今夜も眠らなければ明日こそ長く眠る、そんな感じで睡眠の収支バランスを2～3日でとるようにします。最悪でも7日間で収支バランスを合わせることにしてみましょう。

そして、「週に50時間眠ればよし」という感じで、ルーズに考えていいと思います。

それと女性の場合、個人差があるとはいえ、黄体期は身体が長い睡眠を求めます。普通に眠っていたのでは、日中非常に眠いことにお気づきの女性も多いでしょう。月のものの前の時期に、妙にいらいらしたり、妙に涙もろくなる人もいると思います。

こういう場合は、この数日間だけでいいので、普段より30分から1時間長く眠ってみてはどうでしょうか。おそらく、あの理由のないイライラは簡単に解消するはずです。体が眠りを求めているのであれば、眠らせてあげればいいのです。

女性の場合、内分泌の状態によって必要睡眠時間が個人内であっても大きく変動します。妊娠中などは典型的です。とにかく、異常に眠い。妊娠中は9時間も、10時間も眠りたい体調だったはずです。

ですから、身体が長い睡眠を要求している時期は、その要求に従って長く眠るといいでしょう。

❷「3日に1度、睡眠負債を返す」

睡眠負債をこまめに返す。年齢とともに「睡眠負債」に耐えられなくなりますので、平日から十分な睡眠をとり、それができない場合でも、週末だけで睡眠負債を一括返済するということをしないこと。

つまり、週の半ばに早め就床日を設けて、長く眠って、いったんは月火水に作った睡眠負債を返済するといいでしょう。

❸定時起床、就寝は早めに

身体のリズムは起床時刻によってリセットされます。体の時計をずらさないためにも、起床時刻を大きくずらさないことは大切です。

寝不足分は寝坊よりも、むしろ、早め就床で補うほうがいいです。

❹30分のハーフタイム

ヒトは、朝目覚めて、夜眠りにはいるまでの17時間のど真ん中あたりでテンションの落ちる時間帯があります。普通、午後2時～3時頃です。このとき、いっそのこと仮眠をとって、テンションをぐっと落としてみてもいいと思います。
いわば、一日のなかでハーフタイムをとるのです。ただ、サッカーのハーフタイムが10分と短いのと似ていて、午後のハーフタイムも長すぎない方がいいと思います。こつは15分から30分の間にとどめることでしょう。

それから、夜、7時間の質のいい睡眠をとろうとするならば、目覚めている17時間の密度を濃くする必要があるでしょう。ヒトは、7時間睡眠・17時間活動・7時間睡眠…このリズムで夜間睡眠と日中活動をおりなす周期がサインカーブを作っています。

このサインカーブを振幅大きく描くこと。つまり、日中、活発に動いて、肉体疲労を得る。その疲労が深い睡眠へと誘ってくれるはずです。7時間の良好な睡眠とは17時間の活動がもたらす「ご褒美」のようなもの。

精神が疲れている場合、実際には身体は眠りを求めているのに、眠りに誘い込んでくれるはずの肉体疲労がない。肉体疲労こそが、強い力で眠りへと引き込んでくれるのです。

肉体疲労にまさる睡眠薬はありえません。良好な睡眠のためには適度な肉体疲労が必要です。それをなくしては質のいい睡眠は得られず、質のいい睡眠なくしては精神疲労は解消されません。

後生川　それこそが「お薬に頼らない心の健康法」ですね。だって人生には悩みや苦しみはつきもの。うつになってしまったら仕方がない、もう現実に向き合うしかないです。だからこそ、日頃から生活習慣を整えることが重要なんですね。

病気になった後の通院費用や治療時間やエネルギー、働けなくなったときの経済損失、人脈の損失などを考えると、いかに「予防への取り組み」が大切か考えさせられます。

私もカウンセリングに留まらずに、今後は働き世代の「予防」にも取り組みたいと考えております。

井原先生、この度は《対談》にお付き合いいただきまして本当に有り難うございました。

井原先生の
スーパービジョン（教育）を
受けて

われはここに集いたる人々の前に厳かに神に誓わん
わが生涯を清く過ごし、わが任務を忠実に尽くさんことを。

われはすべて毒あるもの、害あるものを絶ち
悪しき薬を用いることなく、また知りつつこれをすすめざるべし。

われは我が力の限り　わが任務の標準を高くせんことを努むべし。
わが任務にあたりて、取り扱える人々の私事のすべて
わが知り得たる一家の内事のすべて、われは人に漏らさざるべし。
われは心より医師を助け、わが手に託されたる人々の幸のために身を捧げん。

（ナイチンゲール誓詞より）

看護学校での戴帽式ではこの言葉を唱えながら、理想の看護師像を胸に刻んだ看護師も多かったのではないでしょうか。

このナイチンゲール誓詞はナイチンゲール自ら作ったものではなく、のちに彼女の偉業をたたえ１８９３年に「ピポクラテスの誓い」にならって作成されたといわれています。

またフローレンス・ナイチンゲール自身も医学の父「ピポクラテス」の思想等から多くを学んでいたようです。

そして、うつを体験した看護師である私は現在、獨協医科大学埼玉医療センター・こころの診療科教授である井原裕医師の下で学ばせていただいております。

先生は、私にとってピポクラテスのような存在といっても過言ではありません。

実は私には、「うつは生活習慣病」という確信がありました。しかしクライアントさんに対しよりよいサポートをするためには、さらに一流のカウンセラーになるためには、一体自分はどこで何を学べばいいのか、自分に与えられている時間も有限なのに。

とはいえ、尊敬すべきカウンセラーは知らないし、二流三流と言われる精神科医師の下で学ぶのは…。でも看護師である自分にいったい何ができるのだろう…、こんな忸怩たる思いで一人模索していた時期がありました。

そんなときでした。埼玉県内の大学病院で、「薬に頼らない」精神医療をしている精神科医師がいることを知ったのです。時間を見つけては、その医師の著書を読みあさりました。

中でも、マーカーの線でボロボロに読めなくなるまで何度も読み返し、自分のこころにストンと落とし込まれたのが、『生活習慣病としてのうつ病』という本でした。

「病気ではなく人間を診る」「症状ではなく生活を診る」といった井原先生の姿勢が文章からも十分に読み取れました。

そこに書かれていた一言一句は、私がカウンセラーとして進む方向性を決定づけることにもなったのです。

しかし読むだけでは物足りなくなり、次第に、「この本の著者と直接話がしたい」と強く思うようになりました。そういう思いから先生の勤務先へ直接お電話したのは、平成28年暮れのことでした。

それが私にとって井原医師との最初の出会いだったのです。

幸運にも、市井のイチ看護師にすぎない私の活動にご理解くださり、熊本から埼玉へ通い、先生にスーパービジョンを受けさせていただけることとなったのは、平成29年11月でした。

私は、まだまだ未熟で、駆け出しのカウンセラーにすぎませんが、井原医師から受けたスーパービジョンを、ここに少しだけ再現させていただきます。

本題に入る前に先ず、井原医師の外来診療を陪席させていただくにあたり、ご了承くださった患者様、スタッフの皆様に心から感謝を申し上げます。

貴重な経験をさせていただき本当に有り難うございます。

……………………

私がカウンセリングを行う際に活用している著書は、『生活習慣病としてうつ病（弘文堂　２０１３）』。その他に、『プライマリケアの精神医学―15症例、その判断と対応―（中外医学社　２０１３）』です。『薬に頼らないこころの健康法（産学社　２０１７）』はもっと読みやすいかもしれません。

精神療法を中心とした治療を行う井原先生が、どのように患者と接しているのかを知るには非常に参考になりました。

そして実際、診療に陪席させていただいたとき、自分がイメージしていた診察光景そのままが目の前で展開されている状況に、ただただ感動してしまいました。

その診療とは、医師と患者との間に上下関係はなく、まさにパートナーシップそのものでした。交わされる言葉のやり取りから、前回の診察終了時にどんな課題があったのか見えました。今回はどんな話題から一言目を切り出し、どんな課題を次回に繫げるのか。その「診療のPDCAサイクル」の必要性と重要性を感じました。

自分の経験からも思うところですが、短い診察時間を最大限有効活用できるということは患者として本当に有り難いのです。次回の診察日まで、自分がどのように過ごせばいいのかヒントを得なければならない。その間の道筋が見えるかどうかで、日々の過ごし方に雲泥の差がでるといっても過言ではないからです。

スムーズにシンプルに、かつ重要ポイントを押さえ無駄な話は一切なかったように思います。精神療法のプロから出される一言一句、会話の端々には、ときに思いやりや励まし、ねぎらいの言葉も聞かれ、井原先生の温かな人柄を垣間見ることができました。

私のカウンセリング時は、医師の診察以上の時間をかけて行いますが、この診療現場を見たときから、「優先順位と次回カウンセリングまでの課題を明確にして、時間を不必要にかける方法はとらず、より効果的に行っていこう」と思い至りました。

カウンセリング記録も効率的に管理・活用していくこと、そして「うつ回復のためのクリティカルパス」制作、これらを実施（平成30年4月〜）するに至ったのも陪席したことがきっかけでした。

看護の場でもパスは非常に有効活用できましたし、その制作に関わった経験もあります。しかし一般的な内科や外科と違い、精神科看護でのパス導入、実施は困難だといわれていますが、なぜ困難だったのか、個人的にはその理由、課題が私には見えていました。うつ病を糖尿病等と同じ生活習慣病とみなすとすれば、あくまでベースであっても結果に導きやすくなるのではないか、可能性が少しでも有るなら挑戦していきたい、これはフリーランス看護師の強みです。この2年間じっくりと実践を繰り返しながら、回復法則が見えてきたタイミングだったことも理由の一つでした。今後ももちろん修正を重ねてより進化させてまいります。

井原先生の外来診察ではお薬なしの方もいますが服用中の方も、もちろんいらっしゃいます。私自身も少なからず、お薬の恩恵をいただきましたし否定しません。「うつ病は寝れば治る」といった極論でもないことは改めてここで申し上げておきたいと思います。

生活習慣の是正だけでは不十分で患者の切迫した自殺の危険性があるケース、衝動性が増しているケースには、薬物療法を積極的に行っていくべきだと私も思います。

すでに多くの薬物療法を受けているクライエントに関しては、ご本人の「早く治したい」と願うあまりの「早すぎる減量や中止」は、離脱症状を起こしかねないのでカウンセリングでも注意して変化を看ていますし、お薬調整は精神科医の先生方にお任せする以外ありません。

匿名電話でのケースでした。「未遂に終わったがどうしたらいいか」との連絡に対して、居場所を聞くと山奥や海岸だったり、非常に切羽詰まった状況の方もいます。

世間体を気にする家族の猛反対があり受診したくても不可能だとか、お薬が怖くて飲めず既に3週間の不眠状況が続いているとか…、そんな状況の下では、私は医師へご相談いただくことを躊躇せず申し上げています。

まず生命の確保、命あってこそ受けられる治療だからです。

「必要なら使うし必要なければ使わない」と非常にシンプルです。治療の第一選択肢が「お薬以外の方法」がもっと精神科医療の分野で広がってほしい、そうすれば、長引く患者さんも減り、救われる患者さんも増えるのではないかと、診察陪席時の患者さんたちの表情をみながら心から思いました。

このスーパービジョンでは、私が抱えるクライアント事例に関してもご相談しており、毎回、報告書としてまとめ先にメールで提示いたします。

大学病院教授として研修医や多くの部下をかかえ、外来診察、執筆、講演会、刑事精神鑑定や精神保健判定医等々、数多くの顔をもっておられる井原先生から学べる貴重な60分間。私自身も、時間を最大限有効活用し、翌日からのカウンセリングに早速取り入れています。

「クライアントは精神的に納得のいかない未解決問題を多く抱えている、それに対して答えを探すモニターをすることは悪くはない。しかしそれはあくまでも心身の状態が改善してからの話。まずは体調の改善と生活習慣の是正、そうして心身の状態が改善してから、少しずつ進めていく」

このことも解決策の共通点としてアドバイスを受け、心得ました。確かに疲労困憊で憔悴しきっている方へ、「あなたの考え方の癖とは…」を説いてみても無謀な話だと思うのです。

寝不足は脳の病気ではない、対人関係で悩むことも脳の病気ではないことも再三、クライアントへお伝えしていますが、そこからどう展開していくのかは、ナイチンゲールの看護理論とリアルな経験等が役に立っています。

実は心的外傷や幼児体験を傾聴することで状況が悪くなるケースもありました。そのような過去の記憶は、次第に被害感情に変わり事実以上に大きく思い出され、クライアント側は自虐的となり、語れば語るほどに抑うつは深まる、傾聴すれば悪化することもあるのです。

「できることなら浅く切開したい」と先生は話されていました。著書にも書かれています。あらゆる手段の負荷は最小限にした方がいい、小さな侵襲、少ない出血で手術を行うのが優れた外科医。精神科医師が行う精神療法（私の場合カウンセリング）も全く同じで低侵襲、低コスト、短時間。

それにもかかわらず一定の結果を出せるとするならば、そちらの方法をとることを選択。その大切さも教えていただきました。

この話を伺いながら思い出した場面があります。とあるカウンセラーがこんな話をしていました。

「問題解決しないテーマでカウンセリングビジネスした方がいい、特にうつ病の人。治らなくて何年も顧客として居てもらった方がいい」

私は怒りというか、虚しさというか、なんとも言えない感情が溢れてきました。このようなカウンセラーは一部の人間だと願いたいのですが私としては先生のご意見同様、「できるだけ浅く切開したい」という想いです。

そしてカウンセラーとしてのメンタルヘルスです。

「トレーニングを積んでいないボクサーが、ノーガードでリンクに突っ立っていれば叩かれる。『うつ状態』と言われ、カウンセラーの前に立つクライアントは時に攻撃性を秘めていて、この激情の矛先はそのままこちらに向いくる。

だからカウンセリングは世間一般的に信じられているような、『癒し系』の仕事ではなく、むしろ『心身の格闘技』と言える」

「修羅場を踏む覚悟をもって、『心身の格闘技』の勝負師として場面に臨まなければならない」

そのようなお話もいただきました。

起業当初は、「当事者目線」というスタイルでカウンセリングを行っていましたが、正直難しい場面が多々あったのです。人間不信、医療不信、お薬不信のクライアントが感情コントロール不能となりその想いの矛先が私に一気に向いてきました。

もちろん、私自身が「体験者」ということで大いに心開いてくださったと思うのですが、井原先生が言われるように、カウンセラーは決して「癒し系」ではないことは早い時点で理解しました。しかしこの経験がむしろ起爆剤になり現在に至っております。

病棟で言えば、急性期看護と慢性期看護等があるように、命の勝負師として向きあう場合には救命看護師の顔といってもいいかもしれません。

その瞬間を看て臨機応変に対応、今は起業当時よりは少し冷静に対応できるようになってきたと感じています。

「こういう言葉をかければ、こんな反応が返ってくる可能性がある、逆にこのポイントに触れればこういう話に持ち込めるかもしれない、ここは今触れない方がいい」
こういった予測ができれば、ある程度余裕をもってカウンセリングに応じることができる気がします。相手の感情の濁流にのみこまれないようにするためには、不断に努力し続け成長していく他ないと思いました。

その「プロとしての誇り」以上に、自分のメンタルヘルスを改善する良薬はないと思っていますし、だからこそ、一流の精神科医に学ぶこと以外、私は思いつきませんでした。

そして更にステップアップしようと思うならば経験数は「絶対」です。

ＰＤＣＡを念頭に解決方法の優先順位を決め、重要なことと重要ではないことは瞬時に区別する、どのような話題がクライアントの個々の状況にそったカウンセリングになるのかは、個別的に考えていくしかないと思っています。

これまで試行錯誤がありましたが、先生からアドバイスをいただくなかで自分で決めたことがあります。それはより専門的に学び、より専門的に実施するため「女性のうつ専門カウンセリング」としたことです。

自分が今年40歳という節目を迎えるにあたり、仕事のみならず自分自身のためにも勉強したいと思いました。妊娠、出産経験、育児経験。3人の子育て真っ盛りという多忙な日々ですが、これらは仕事と家事育児を両立できない理由にはならず、むしろ自分の強みになるはずだ、と起業当初から感じていました。

女性ならではの身体的・精神的・社会的側面からのアプローチをしていくため、男性の方に対しましてはお役に立てず申し訳ありません。

その分、カウンセリングだけではなく、執筆、講演会などにより、私なりにできる形で進めてまいるつもりです。

思い返せば、井原先生が他の精神科医と決定的に違うと知る機会となったのは、著書『激励禁忌神話の終焉（日本評論社　2009）』の第14章にある、「宮本忠雄への手紙」という一文を読んだときでした。

うつ療養中からこれまで多くの専門書に私は触れてきました。薬や治療や生活習慣の議論をされることはもちろん重要なのですが、その本に書かれていた「人間学的、あまりに人間学的でありたい」というその言葉、精神医療を超えた壮大なスケールの人生観で患者さんと向き合おうとする先生の姿から、どうしても直接学びたかったのです。

多くのうつ状態のクライエントと向き合っていく中でも、さまざまな死生観や人生観に触れます。

「なぜ自分は産まれてきたのか、今日を生きる意味が分からない、教えてほしい…」ときに自分を虫けらのように扱い、一番の敵かのように、でもときに一番の親友のように。そこにいる自分は感情のあるただの一人の人間であり、常に未完成な自分。でもそれがみな人生なのです。

時間の流れ、あらゆる偶然がすべて必然だったことに気がつく、予想外の運命ですら実は自ら選び取った道であることにクライアントは少しずつ気がついていきます。

このような相手の内面に生じる変化をイメージしつつ回復を待つ。人はいずれ必ず再び歩き始めるからです。カウンセラーとしてもクライアントを信じてあげることしかできません。歩き出したとき、その同じ目線でまた励まし、助言すればいいと思っています。

井原先生ご自身の心構え、医師としての経歴の裏にあった苦悩や葛藤、さらに生き様から思いました。
人間として無限の多様性、可能性を知っていなければ私は「カウンセラー」とは言えない、「人間とは何か」「生きるとは何か」という問題を、生涯かけて私はこれからも問い続けていくのだろう、と。

クライアントも抑うつ状態のときには、哲学者のように徹底的に自分と向き合うことになります。これまで考えもつかなかった「死」というキーワードを得体のしれない症状とともに感じてしまった人々、病気を通して当たり前が当たり前ではなくなった世界に足を踏み入れてしまった人々を前に、自分なりの誠意をもって向き合うだけなのです。

人は「死にざま」を考えると「生きざま」を考えずにはいられません。トンネルを抜けはじめると「生」に対する感受性がもの凄く研ぎ澄まされる、そのような刻々と変化するクライアントを前にカウンセラーとしての人生観のスケールの大きさが、これから大きく問われることになるのだろう…。
そう感じずにはいられません。

以上、平成29年11月からのスーパービジョンの一部記録として書かせていただきました。

やっとカウンセラーとしてスタートラインに立てた想いです。

私は医師ではありません。しかし看護師だからこそできることがきっとあるはずだと思っています。

カウンセラーという職も多種多様です、しかし私は私。これからも自分らしく、自分なりのペースで、一歩一歩進んでいきたいと思っています。

改めて、スーパービジョンを快諾いただきました井原裕先生に、心から感謝を申し上げます。

本当に有り難うございます。

おわりに

最後までお読みいただき、本当に有り難うございました。

本書の出版に際しましては、今回一部のクライアント様にアンケートのご協力いただきました。体験した人間だからこそ言える言葉、命がけで学ばれたこと、社会に対して伝えたい想い、今まさにつらい状況の方々へ向けた激励など…。

リアルに書き綴られた言葉の数々に、涙なしには原稿制作はできませんでした。改めて、皆様の愛ある勇気に心から感謝いたします。

経験したからこそ言えるその言葉が、この社会に小さな一石でも投じることができればと思い、今回の出版を企画をした次第です。経験したことのない方々にとっては理解しがたい世界なのかもしれません。

しかしこれからも確実に増える大きな社会問題です。一人の経験者の言葉が、知らない誰かを勇気づけ、その誰かがまた知らない誰かを勇気づけ、そしてまた誰かが…。

そうやって幸せの連鎖、笑顔の連鎖が広がっていくことを心から願っております。

都合により皆様からいただいたお言葉のすべてを掲載するに至らなかったこと、大変申し訳ありませんでした。しかし私一人の力など微力なのです。

でも、あなたの心からの言葉は、どんな本よりも文字よりも光になります。経験は財産、無駄なものは一つもありません。どうかあなたの近くに必要としている方がいたら、そっと優しくその言葉をかけてあげてくださいね。

あなたの生き様に、生きる希望を感じる人が必ずいます。

本書の出版は、獨協医科大学埼玉医療センター・こころの診療科教授、井原裕先生のご協力なしでは実現できませんでした。実は、井原先生には、2作目となる『次にうつ克服するのはあなたの番です！』の執筆時から、参考文献など使用させていただいておりました。

そして今回もまた、診療をはじめとしたハードスケジュールの中、個人指導のスーパービジョン以外にも「対談」を実現していただき感謝してもしきれません。

井原先生の存在によって、カウンセラーとしてどうあるべきか、その道が明確化してきました。やっとスタート地点に立てた想いです、しかし本番はこれからだと思っております。どうか今後とも厳しくご指導のほどよろしくお願い致します。

いまお一人、「うつとの関わり」に人一倍こころを砕いておられる、ごま書房新社の池田雅行社長。池田社長のご理解とご協力なしでは、私の著書は世に出なかったと思います。

改めて感謝いたします。


最後に、この女性へ心から敬意を表するとともに深く感謝を申し上げます。


「生きるとは何か、真の健康とは何か」、百数十年の時を超え、私に改めて教えてくれたフローレンス・ナイチンゲール女史、その人です。

偉大なる看護の母、フローレンス・ナイチンゲールが生まれたのは１８２０年5月12日。

そして、その日から１５８年後の１９７８年5月12日、私は産まれました。


この奇跡的な日にも、感謝いたします。

時に自分の道に迷いが生じてもナイチンゲールの生き様や、著書『看護覚え書』、残された多くの言葉は私を原点に戻してくれます。

その言葉に「人として自分はどう在りたいのか」を見つめ直すことができました。あなたの信念ある行動力、愛あるリーダー力をこれからも私の目標にさせてください。

そして、最後までお読みいただいたあなたへ心から感謝申し上げます。

本書が微力ながらも、あなたのお役に立てるとすれば、著者としてこれに勝る喜びはありません。

最後までお付き合いいただき　ほんとうに有り難うございました。

後生川　礼子

【参考文献】

『看護覚え書（改訳第6版）』フロレンス・ナイチンゲール　著
訳　薄井担子　現代社2000年
『ナイチンゲールの看護覚え書』金井一薫　著　西東社2014年
『生活習慣病としてのうつ病』井原裕　著　弘文堂2013年
『プライマリケアの精神医学―15症例、その判断と対応―』井原裕　著
中外医学社2013年
『激励禁忌神話の終焉』井原裕　著　日本評論社2009年

＜著者プロフィール＞

後生川 礼子（ごしょうがわ れいこ）

看護師。うつ克服専門カウンセラー。1978年熊本県生まれ、3児の母。

現役看護師の時に些細なことがキッカケとなりうつ病を発症するも、薬に依存しない方法で試行錯誤し1年も経たずして重度のうつ病を克服する。その体験から、「当事者目線」で、「こうあったらいいな」を形にすべく前例のない形で起業し、独自のサポート体制を確立している。活動範囲は熊本にとどまらず全国各地に及ぶ。特に関東地方の読者から多くの要望があり、「東京訪問カウンセリング」も開設し毎月実施中。

健康になりたいという心を最大限にサポート。薬に依存させないセルフケア方法を一緒に考えて、カウンセリングの最後には、「うつになって良かった」と笑顔での卒業を目指す。「本音で本気で」をモットーに相談者と誠実に向き合っている。

また公的機関や病院、企業での講演会、トークショーなど、本業のカウンセリングにとどまらず多方面で活動中。テーマは「うつ病」だけではなくワークライフバランスや、うつ病予防、子育てママ起業など様々。

著書に、

『あなたのうつ絶対克服できます!』『次にうつ克服するのはあなたの番です!』『あなたは本当にうつ?』（ごま書房新社刊）がある。

著者ホームページ　URL:http://gosyougawa.com/
または「後生川礼子」で検索。

うつの常識を疑ってみよう

著　者	後生川 礼子
対　談	井原 裕
発行者	池田 雅行
発行所	株式会社 ごま書房新社
	〒101-0031
	東京都千代田区東神田 1-5-5
	マルキビル 7F
	TEL 03-3865-8641(代)
	FAX 03-3865-8643
カバーデザイン	(株)オセロ 大谷 治之
DTP	ビーイング 田中 敏子
印刷・製本	精文堂印刷株式会社

ISBN978-4-341-08701-2 C0047

後生川礼子の本

あなたのうつ絶対克服できます!

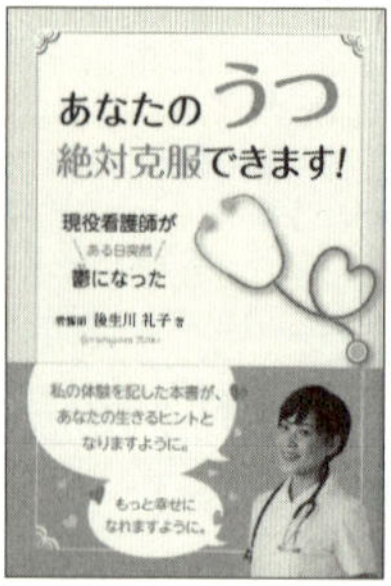

現役看護師がある日突然鬱になった

後生川 礼子著

●目次

1章　ナイチンゲールになりたい!
2章　まさか…私が鬱に!?
3章　とにかく生きろ、希望をすてるな!
4章　新しい出会い
5章　地獄の日々を抜ける!
終章　これからの私、そして私の使命!

本体価格:1300円　四六判　228頁　ISBN978-4-341-08629-9 C0047

次にうつ克服するのはあなたの番です!

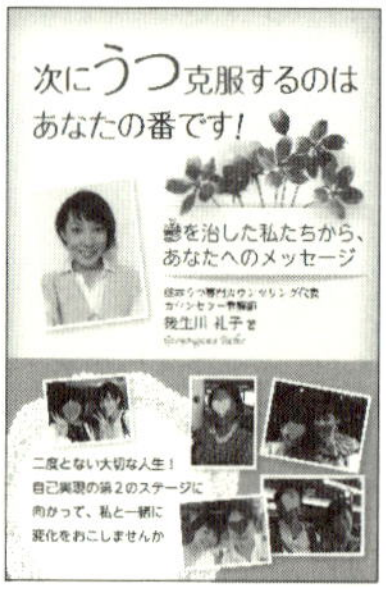

鬱を治した私たちから、あなたへのメッセージ

後生川 礼子著

●目次

私からあなたへの質問 の章
体験 の章
生きる の章
目に見えない力 の章
それぞれの未来へ の章
私からみて考える 医療との向き合い方 の章
鬱病克服後。私の歩み の章

本体価格:1300円　四六判　236頁　ISBN978-4-341-08658-9 C0047

あなたは本当にうつ?

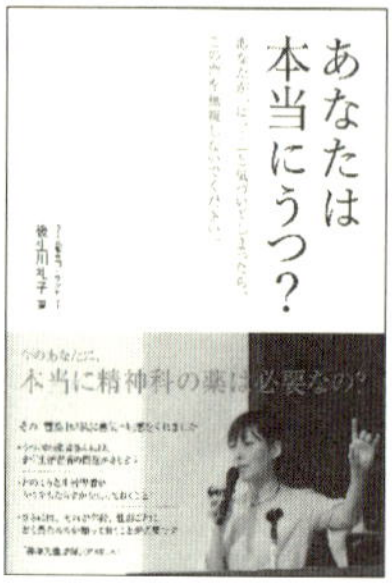

あなたが「はっ‥」と気づいてしまったら、
この声を無視しないでください。

後生川 礼子著

●目次

第1章　母として、女として
第2章　今、頑張っているあなたへ
第3章　全てが、うつでは〝ないかもしれない〟という事実
第4章　井原先生語録 その〝言葉〟が私に勇気と知恵をくれました
第5章　うつの克服3年経過 今、私が心がけている大事な事
第6章　こころの詩

本体価格:1300円　四六判　184頁　ISBN978-4-341-13256-9 C0047